SANATORIUM-ÉCOLE

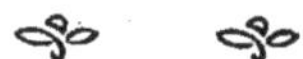

Comment prendre l'Huile de Foie de Morue et le Tannin ?

PAR

LE Dr COSTE DE LAGRAVE

Médecin de Sanatorium

PARIS

A. MALOINE, ÉDITEUR

25-27, RUE DE L'ÉCOLE-DE-MÉDECINE, 25-27

—

1907

COMMENT PRENDRE

l'Huile de Foie de Morue et le Tannin

OUVRAGES DU DOCTEUR COSTE DE LAGRAVE

Le docteur Coste de Lagrave, persuadé que l'éducation du tuberculeux est le meilleur procédé pour combattre l'épidémie tuberculeuse, a fait paraître dans ce but une série de publications, dont le titre seul indique le sujet traité.

Les médecins, eux aussi, retireront le plus grand bénéfice de cette lecture.

Guérison de la tuberculose, *seconde édition.* . . . . 6 fr. »
La Journée du tuberculeux, 1903 . . . . 1 fr. »
Le Thermomètre en tuberculose, 1903 . . . . . 1 fr. »
Exercices de respiration, 1903 . . . . 1 fr. »
Premiers Préceptes aux tuberculeux, 1903. . . . 1 fr. »
Le Sanatorium-école, 1904. . . . . 1 fr. »
Pourquoi les tuberculeux meurent-ils à la ville, à la campagne, au sanatorium, 1904. . . . . . 1 fr. »
La Cure de repos pour le tuberculeux, 1905 . . . 2 fr. »
Les Raies de feu (*Communications au Congrès de la Tuberculose de Paris*, octobre 1905). . . . . 0 fr. 50
Comment prendre l'huile de foie de morue et le tannin, 1906. . . . . 1 fr. 50
Hygiène alimentaire du tuberculeux, 1907 . . . . 7 fr. 50
Le Vade-mecum du tuberculeux, 1907. . . . . . 3 fr. 50
La Question sociale de la Tuberculose, 1907 . . . 2 fr. 50

Pour paraître prochainement :

La Cure d'air pour le tuberculeux.
La Cure de froid pour le tuberculeux.

CHEZ MALOINE, ÉDITEUR
25-27, RUE DE L'ÉCOLE-DE-MÉDECINE, PARIS

Comment prendre ✤ ✤ l'Huile de Foie de Morue ✤ et le Tannin ?

PAR

Le Dr COSTE de LAGRAVE

Médecin de Sanatorium

PARIS

A. MALOINE, ÉDITEUR

25-27, RUE DE L'ÉCOLE-DE-MÉDECINE, 25-27

—

1907

DÉDIÉ

A

M. Abel COMBARIEU

Préfet honoraire
Conseiller maître à la Cour des Comptes
Secrétaire général civil de la Présidence de la République

ET A SA CHARMANTE FAMILLE

COMMENT PRENDRE

L'Huile de Foie de Morue et le Tannin

EXPOSÉ

Il est deux aliments ou médicaments qui doivent faire partie de l'alimentation journalière du tuberculeux.

Ce sont : *l'huile de foie de morue* et le *tannin*.

Certainement, ainsi que beaucoup d'auteurs l'affirment, il existe des tuberculeux qui peuvent guérir sans huile de foie de morue et sans tannin, grâce à l'hygiène seule. Mais ces cas sont le petit nombre. Le plus souvent il se produit des rechutes nombreuses, et les désillusions sont fréquentes.

Tandis que les tuberculeux qui guérissent complètement avec le secours de *l'huile de foie de morue et du tannin* sont légion.

Le tuberculeux qui prend de *l'huile de foie de morue* et *du tannin* doit guérir.

Le tuberculeux qui digère les doses efficaces d'*huile de foie de morue* et de *tannin* est à l'abri de la mort. Ce tuberculeux obtient une guérison consolidée, ferme, assurée. Il doit mourir de vieillesse et non de maladie.

Et si l'on peut citer par-ci par-là une exception, l'exception confirme la règle.

L'huile de foie de morue et le *tannin* sont les seuls médicaments-aliments qui obtiennent ce résultat, à savoir : conserver la vie du tuberculeux, obtenir la guérison du tuberculeux. Je n'en connais pas d'autres à ce jour.

On peut citer bon nombre de médicaments qui sont très avantageux au tuberculeux. Et même dans des cas spéciaux la thérapeutique doit faire appel à certains médicaments actifs, efficaces, guérisseurs. Mais ces médicaments doivent servir quelques jours seulement. Leur usage ne doit pas être prolongé indéfiniment.

Tandis qu'il n'y a que *l'huile de foie de morue* et le *tannin* dont l'usage doit être continué tous les jours pendant plusieurs années, et même pendant toute la vie comme un aliment. Eux seuls donnent la guérison complète. Eux seuls mettent la maladie à l'abri des rechutes.

Sans *huile de foie de morue* et sans *tannin*, pas de guérison consolidée.

Pourquoi reproche-t-on aux sanatoriums leur impuissance en face de la tuberculose ? Pour deux motifs :

1° Le sanatorium n'apprend pas l'hygiène au tuberculeux ;

2° Le sanatorium ne donne pas *d'huile de foie de morue* et de *tannin* au tuberculeux.

S'il existe tant de rechutes dans les années qui suivent le traitement au sanatorium, c'est que le tuberculeux n'a pas appris *l'hygiène* qui lui est nécessaire, c'est encore parce qu'il ne sait pas prendre *l'huile de foie de morue* et le *tannin*.

1. — LE SANATORIUM N'APPREND PAS L'HYGIÈNE AU TUBERCULEUX.

Le sanatorium a pour but de guérir. Pour cela il assure les règles de l'hygiène, il applique ces règles, il impose ces règles au malade, mais il ne les enseigne pas, il ne les apprend pas au tuberculeux.

Le tuberculeux se soumet docilement à la règle du sanatorium. Il trouve que cette vie de sanatorium est simple, facile, compréhensible. Il ne s'aperçoit pas que tous les dangers ont été évités pour lui.

Il arrive même que plusieurs malades, faisant de lourds sacrifices pour se soigner, trouvent que le traitement suivi au sanatorium ne répond pas à l'argent dépensé. Ils trouvent que la vie menée au sanatorium n'explique pas le prix élevé qu'ils paient pour la journée.

Et ces tuberculeux sortent du sanatorium, non instruits, non éduqués, n'ayant pas compris les dangers évités au sanatorium. Ils retournent à leurs errements, à leur habitation malsaine, à leur quartier fétide, à leur alimentation de charcuterie pourrie et ils retombent malades six mois, un an après.

On dit alors : « Qu'a fait le sanatorium ? Nous avons dépensé plusieurs milliers de francs, et nous sommes au même point. » Et cela est vrai. Le sanatorium n'a pas fait œuvre utile, puisqu'elle n'a pas été efficace, puisque l'effort donné l'a été en pure perte.

Cela parce que le sanatorium n'a pas fait œuvre complète : 1° *apprendre l'hygiène au tuberculeux ; 2° apprendre l'usage de l'huile de foie de morue et du tannin au tuberculeux.*

Le tuberculeux qui a appris l'hygiène, et qui sait prendre l'huile de foie de morue et le tannin, est à l'abri de la mort. Il ne mourra pas. Cela vaut la peine d'apprendre.

Sans cette éducation complète le tuberculeux est toujours sous la menace de la rechute et de la mort.

II. — LE SANATORIUM NE PRESCRIT PAS L'USAGE DE L'HUILE DE FOIE MORUE ET DU TANNIN.

Le traitement du sanatorium, actuellement, est le traitement par l'hygiène pure. L'adjuvant, huile de foie de morue et tannin, n'en fait pas partie.

C'est pour combler cette lacune que nous allons apprendre l'usage de ces deux *aliments-médicaments.*

L'huile de foie de morue et le tannin sont-ils *des aliments* ou *des médicaments* ?

Ils sont l'un et l'autre. Ils sont à la fois *aliments* et *médi-caments*.

1° *Ils ont les propriétés des aliments*. L'huile de foie de morue est digérée comme un aliment. Elle provient d'un poisson qui est très usité dans l'alimentation. Le tannin se trouve également dans un grand nombre d'aliments.

2° *Ils ont les effets d'un médicament*. Ils ont une action spéciale sur la tuberculose pulmonaire.

L'huile de foie de morue et le tannin tarissent l'expecto-ration, ils guérissent la tuberculose.

L'huile de foie de morue est un coagulant. Le tannin est un astringent.

Ces produits sont très bien supportés à haute dose par le tuberculeux malade et présentant des lésions actives. Et ce même tuberculeux, quand il est guéri, ne peut supporter les doses élevées d'huile de foie de morue et de tannin qu'il supportait étant malade.

Pour tous ces motifs, on doit appeler ces deux produits des *aliments-médicaments*.

CHAPITRE PREMIER

HUILE DE FOIE DE MORUE

Historique. — Nécessité de l'huile de foie de morue. — Huile de foie de
morue aliment. — Huile de foie de morue médicament. — Qualité de
l'huile de foie de morue.— Digestion de l'huile de foie de morue.— De
la dose. — Du meilleur moment pour prendre l'huile de foie de morue.
— Difficultés à surmonter. — Entraînement. — Effets de l'huile de foie
de morue.

ARTICLE 1. — HISTORIQUE

L'huile de foie de morue est connue depuis deux cents
ans.

Les pêcheurs d'Islande et de Terre-Neuve, vidant le poisson pour le conserver, mettaient à part les foies dans un
grand tonneau. L'huile surnageait, et comme dans certaines conditions, l'appétit vaut mieux que le meilleur cuisinier, les marins pêcheurs buvaient l'huile pour satisfaire
la faim.

Ils ne furent pas sans remarquer les bons effets de l'huile
de foie de morue. La renommée de ces bons effets se répandit dans les populations de pêcheurs. Et quand un enfant
était malingre, chétif, scrofuleux, on l'envoyait à bon
escient recouvrer la santé en Islande ou en Terre-Neuve.
Il s'engageait comme mousse ou novice pour pêcher la
morue, et buvait sur place l'huile de foie de morue. C'est
une coutume qui s'est perpétuée jusqu'à nos jours. Les
marins pêcheurs de morues, mousses ou matelots, boivent
toujours l'huile de foie de morue par grands verres.

Cette huile de foie de morue, ramenée sur le continent, servait autrefois aux usages d'usines, par exemple, pour graisser les machines. Elle servait surtout aux tanneurs pour assouplir les peaux. Aussi aucune précaution n'était prise pour conserver l'huile de foie de morue, pour la protéger contre les altérations et les oxydations de l'air. C'est cette huile de foie de morue destinée aux tanneurs qui était prise encore il y a cinquante ans.

Depuis, la préparation de l'huile de foie de morue et sa conservation ont fait de grands progrès. On sait que l'huile de foie de morue rancit vite, qu'il ne faut pas la laisser au contact de l'air, car l'oxygène détermine des acides âcres et indigestes. Il ne faut pas laisser l'huile de foie de morue au contact de l'eau, par conséquent, bien sécher les bouteilles qui doivent la contenir. Il ne faut pas laisser l'huile de foie de morue à la lumière, sinon elle s'altère.

Toutes ces petites conditions et d'autres encore sont connues.

On sait aussi que le tuberculeux doit prendre de l'huile de foie de morue de qualité irréprochable.

ARTICLE 2. — NÉCESSITÉ DE L'HUILE DE FOIE DE MORUE

L'huile de foie de morue est universellement reconnue bonne pour les tuberculeux.

Pourquoi n'est-elle pas plus employée ?

Les médecins qui conseillent de ne pas en prendre sont nombreux.

Or, j'estime que le médecin qui empêche le tuberculeux de prendre de l'huile de foie de morue commet une mauvaise action.

Le médecin qui favorise et grossit les difficultés à prendre l'huile de foie de morue commet une faute professionnelle.

Le médecin qui défend à un tuberculeux de prendre de l'huile de foie de morue commet quelquefois un meurtre..

C'est un meurtre involontaire, par maladresse, mais le

médecin n'en est pas moins coupable. Car la défense faite aujourd'hui, le malade s'en souviendra toute la vie. Et quand un autre conseiller plus sage, plus sévère, plus consciencieux, moins complaisant et moins guidé par l'argent viendra ordonner au tuberculeux de prendre de l'huile de foie de morue, ce tuberculeux se souviendra de la défense faite une ou plusieurs années auparavant, et il se refusera énergiquement à prendre de l'huile de foie de morue.

Le coup mortel aura été donné.

Pourquoi ces difficultés ?

C'est que prendre de l'huile de foie de morue est une opération, un travail qui est régi par certaines règles.

C'est que les malades ne savent pas prendre *l'huile de foie de morue*. Ils ne connaissent pas les règles à suivre pour prendre *l'huile de foie de morue*.

C'est que beaucoup de médecins eux-mêmes ne savent pas donner l'huile de foie de morue. Beaucoup de médecins ne connaissent pas les règles à suivre pour faire accepter l'huile de foie de morue.

Médecins, apprenez à faire prendre l'huile de foie de morue au tuberculeux. Surveillez le traitement par l'huile de foie de morue. Cela vous donnera plus d'ennuis que si vous vous rendez aux désirs des malades, mais vous serez plus droits et plus honnêtes.

Et en définitive l'on rendra hommage à vos efforts, quand vous aurez sauvé votre malade.

Et si le malade vous quitte parce que vous persistez à lui donner de l'huile de foie de morue, laissez le malade partir, mais ne vous rendez pas complice de sa mort par une faiblesse coupable.

Des deux auteurs de cette mort, c'est vous qui êtes le plus coupable, le plus responsable, étant le plus instruit, et sachant d'avance ce que votre complicité va produire.

Certainement, il y aura des cas pour lesquels il faudra renoncer à l'huile de foie de morue, mais avant de renoncer à prendre l'huile de foie de morue, il faut l'essayer pendant deux ou trois années consécutives.

Les tuberculeux qui ne peuvent pas prendre d'huile de

foie de morue sont de très rares exceptions. Il en existe un sur vingt, soit cinq pour cent.

Il faut partir de ce principe : pour apprendre à digérer l'huile de foie de morue, l'organisme doit subir *un entraînement* qui dure un an, deux ans, ou même trois années.

Il est des tuberculeux qui arrivent à digérer une quantité louable d'huile de foie de morue seulement au bout de trois ans.

Il faut donc pendant trois ans s'armer de courage, de patience et de persévérance. Mais ces qualités sont encore nécessaires pour mener à bien chaque partie du traitement indispensable au tuberculeux.

ARTICLE 3. — HUILE DE FOIE DE MORUE ALIMENT

L'huile de foie de morue est à la fois aliment et médicament.

Il est *aliment*.

C'est un corps gras contenant les principes du foie. De l'huile, ou graisse liquide. De nombreux corps organiques sécrétés par le foie. Des sels. Des phosphates.

Les analyses ont montré dans l'huile de foie de morue des composés à base de phosphore, de chaux, de soude, de magnésie.

Les analyses ont encore séparé dans l'huile de foie de morue cinq produits acides et dix produits bases. Soit en tout quinze corps différents, contenus dans l'huile de foie de morue.

L'huile de foie de morue est le corps gras le plus facile à digérer.

En effet, c'est un corps gras naturel, ayant vécu, n'ayant pas changé grand'chose à sa constitution depuis son écoulement hors du foie.

Le traitement par l'huile de foie de morue relève de l'opothérapie, qui consiste à soigner les malades par les extraits de tissus vivants ou ayant vécu.

C'est ainsi que sont utilisés les extraits du rein, des capsules surrénales, du pancréas, des glandes à pepsine de l'estomac, du corps thyroïde, etc., pour des affections diverses.

L'huile de foie de morue contient les principes du foie et les apporte au tuberculeux qui en a le plus grand besoin.

Chez le tuberculeux, *le foie* est toujours surmené et le plus souvent malade.

Le foie du tuberculeux est surmené parce qu'il doit neutraliser et combattre le poison sécrété par le bacille de la tuberculose.

Le foie du tuberculeux est surmené parce que l'alimentation et la suralimentation demandent au foie un travail plus considérable. Le foie est la glande la plus grosse et la plus importante de l'économie, et c'est le foie qui donne la plus grande somme de travail quand il faut assurer la nutrition de l'organisme.

Le foie est l'alambic auquel aboutissent tous les éléments neufs assimilables mais non vivants. Quand ces éléments neufs ont été alambiqués dans le foie, ils sont associés et forment de la matière vivante.

Or, chez le tuberculeux, *l'huile de foie de morue* apporte les principes du foie, elle supplée au travail du foie, elle remplace le foie absent, impuissant ou affaibli.

L'huile de foie de morue est le corps gras qui se digère le plus facilement. Il est remarquable de voir des dyspeptiques ne pouvant rien manger, et digérant des quantités considérables d'huile de foie de morue, jusqu'à un grand verre, soit huit à dix cuillerées d'huile de foie de morue par jour.

C'est que *l'huile de foie de morue* a des qualités qui la rendent facile à être digérée.

Pour être digérée l'huile doit être émulsionnée, c'est-à-dire réduite en gouttelettes très fines. Ce résultat est favorisé grâce à plusieurs propriétés de l'huile de foie de morue.

1° *L'huile de foie de morue* est liquide, elle se répand facilement en couche mince sur les muqueuses de l'estomac et de l'intestin.

Dans l'estomac, l'huile tapisse chaque molécule d'aliment d'une couche très mince.

Cet étalement naturel est une propriété qui favorise la digestion de l'huile. L'émulsion en est facilitée.

Ce travail d'étalement se fait dans le tube intestinal par un effet mécanique et physique. C'est le même phénomène qui se passe quand une goutte d'huile tombe sur une feuille de papier. Elle fait une tache qui s'étale aussitôt.

2° *L'huile de foie de morue* est chargée des principes qui doivent être fournis par l'organisme pour la digérer et l'émulsionner. Ce sont les principes du foie. L'huile de foie de morue est pour ainsi dire digérée avant d'être avalée. Elle est prête pour la digestion. Il n'y a plus qu'à lui faire subir l'émulsion. Or, puisque l'huile a la propriété de s'étaler facilement à la surface de l'intestin et de l'estomac, elle se trouve en couche très mince, facile à sectionner et à émulsionner par les sucs de l'organisme. Elle est prête à être prise par les cellules épithéliales de l'intestin. Elle est prête à être absorbée sans avoir nécessité aucun travail de l'organisme, et simplement à cause de ses propriétés physiques et physiologiques.

3° *L'huile de foie de morue* étant un corps vivant ou ayant vécu, se juxtapose très facilement aux éléments vivants de l'organisme, sans les léser, sans les blesser.

Article 4. — HUILE DE FOIE DE MORUE MÉDICAMENT

L'huile de foie de morue est un médicament.

En effet, l'action de l'huile de foie de morue est particulière, spéciale, et c'est le résultat qui le prouve.

Une cuillerée d'huile de foie de morue prise chaque jour donne des forces au malade, elle rend l'appétit perdu, elle rétablit les fonctions digestives troublées, elle guérit la dyspepsie. Elle tarit l'expectoration du tuberculeux.

L'huile de foie de morue agit par ses principes et par son corps gras qui lui est propre. Les autres huiles additionnées de principes divers n'ont pas la même action.

L'huile de foie de morue contient un peu d'iode, mais en si petite quantité que ce n'est pas l'iode qui en est le principe actif. L'huile ordinaire iodée ne remplace pas l'huile de foie de morue.

DES RÉCLAMES

Rien ne remplace *l'huile de foie de morue.*

Il faut le savoir, car on trouve dans le commerce un grand nombre de produits vantés par des réclames persuasives, mais trompeuses et mensongères.

Voici ce que ces réclames disent :

« Prenez mon produit. Mon produit contient dans une pilule tous les principes actifs d'une cuillerée d'huile de foie de morue. Il ne présente pas les inconvénients de l'huile, difficulté à prendre, renvoi, etc. » Or cela est un mensonge prémédité et contre lequel il faut tenir en garde le malade.

Les extraits d'huile de foie de morue ne remplacent pas l'huile de foie de morue.

Certains marchands disent : « Prenez mon élixir, il est meilleur au goût que l'huile de foie de morue, et il la remplace avantageusement. »

Cela est un mensonge prémédité qu'il faut dénoncer aux malades.

Certains marchands disent encore : « Prenez mon émulsion. Elle est meilleure au goût et bien plus active que l'huile de foie de morue. Elle contient les deux tiers d'huile de foie de morue, de la glycérine, des hypophosphites. Or la glycérine pouvant être tirée de l'huile de foie de morue, elle en a les bons effets. Elle contient des hypophosphites qui ajoutent à l'effet de l'huile de foie de morue. »

Dire qu'une émulsion quelconque d'huile de foie de morue est meilleure et plus active que l'huile de foie de morue est une erreur contre laquelle il faut réagir. La glycérine ne remplace pas du tout l'huile de foie de morue. Et le marchand la compte et la vend comme si c'était de l'huile de foie de morue, sous le prétexte qu'on peut pré-

2

parer de la glycérine et la retirer de l'huile de foie de morue.

Ces émulsions contiennent très peu d'huile de foie de morue. Elles contiennent en général de l'huile de foie de morue purifiée par la vapeur, pour lui enlever l'odeur désagréable et les principes d'oxydation qui la rendent rance. Mais cette purification qui enlève l'odeur enlève aussi les bons effets de l'huile.

Je ne veux pas dire que les émulsions que l'on trouve dans le commerce sont des produits nuisibles à la santé. Non. Ils sont nuisibles en cela qu'ils trompent le malade en lui faisant croire qu'il prend beaucoup d'huile de foie de morue, alors qu'il n'en prend qu'une très petite quantité, quantité illusoire.

Je ne veux pas exclure de la thérapeutique les émulsions d'huile de foie de morue ; elles sont parfois utiles, elles trouvent leurs indications, mais combien rares. Il ne faut recourir aux émulsions que dans des cas exceptionnels, quand l'huile de foie de morue n'est pas tolérée, et pour habituer l'organisme à digérer l'huile de foie de morue.

ARTICLE 5. — QUALITÉ DE L'HUILE DE FOIE DE MORUE

L'huile de foie de morue doit être de bonne qualité. En effet, l'huile de foie de morue rance est indigeste, comme toutes les huiles rances. L'huile de foie de morue rance provoque un dégoût insurmontable et très rapidement. Elle amène de l'intolérance de la part de l'estomac.

L'huile de foie de morue est blanche, blonde ou brune.

I. — HUILE DE FOIE DE MORUE BLANCHE.

L'huile de foie de morue blanche présente deux qualités différentes :

L'une est de l'huile de foie de morue blanche vierge, elle est limpide, transparente, sans couleur, elle a des reflets verdâtres. Elle est fabriquée au moyen de foies blancs, frais, triés avec soin, et donnant une huile blanche incolore à reflets verdâtres. C'est l'huile de foie de morue dont le prix est le plus élevé.

L'autre est de l'huile de foie de morue blanche, purifiée par la vapeur. Elle n'a pas de reflets verdâtres, elle est de qualité moins bonne que la précédente. La purification par la vapeur lui a fait perdre, il est vrai, sa mauvaise odeur, mais elle lui a enlevé aussi les principes actifs qui font la supériorité de l'huile de foie de morue.

Cette huile est ordinairement destinée à être mélangée à des huiles de coloration foncée, pour donner une huile à coloration claire. Cette manipulation n'est pas une fraude, cependant elle n'est pas loyale. Il vaut mieux de l'huile de foie de morue vierge, blonde ou ambrée, sans mélange.

II. — HUILE DE FOIE DE MORUE BLONDE.

L'huile de foie de morue blonde est la plus répandue.

Suivant sa couleur plus ou moins foncée, elle est ambrée, blonde ou fauve.

Le plus souvent l'huile ambrée, celle qui est la plus pâle, la moins colorée, a été préparée avec de l'huile de foie de morue ordinaire additionnée d'huile blanche purifiée par la vapeur.

III. — HUILE DE FOIE DE MORUE BRUNE.

L'huile de foie de morue brune n'a pas de qualités plus grandes que la blonde. Et elle ne doit être utilisée que par les personnes qui la digèrent très bien.

Quand on donne de l'huile de foie de morue au tuberculeux, il faut toujours s'assurer de sa qualité. Car quelquefois, c'est le motif pour lequel elle n'est pas digérée.

J'ai connu un pharmacien qui soignait particulièrement la qualité de son huile de foie de morue. Elle était très bien digérée, et il en vendait beaucoup. Un jour il tombe sur un estagnon de qualité inférieure. De ce jour la vente de l'huile se ralentit, les malades ne pouvaient la digérer et ils en prenaient de très petites quantités. Les malades qui prenaient un litre d'huile par semaine ne prenaient plus qu'un litre par mois de cette huile de qualité inférieure.

Le pharmacien trouva plus de bénéfice à laisser de côté l'huile de mauvaise qualité et à donner de l'huile de bonne qualité. Il en vendait quatre fois plus.

ARTICLE 6. — DIGESTION DE L'HUILE DE FOIE DE MORUE.

Nous avons trouvé l'huile de foie de morue *de bonne qualité.*

Le médecin doit prescrire :

Prendre une cuillerée à soupe d'huile de foie de morue tous les matins.

Cette prescription nous donne à considérer :

1° La dose du début;

2° Le moment de prendre l'huile de foie de morue ;

3° Les difficultés à surmonter.

PRÉDISPOSITION INDIVIDUELLE

La dose louable est la dose tolérée.

Il en est de même pour tout.

La dose d'alimentation louable est celle qui pourra être digérée et absorbée.

La dose de pain louable est celle qui est digérée.

Pour l'huile de foie de morue, la dose louable est celle qui sera bien acceptée par l'organisme, bien supportée par l'estomac ; c'est la dose qui sera digérée et assimilée.

La dose de début est, dans l'immense majorité des cas, une cuillerée à bouche tous les matins.

Il faut tenir compte de l'individu.

Certaines personnes digèrent très bien l'huile de foie de morue, et à haute dose.

D'autres personnes la digèrent très mal et à très faible dose.

C'est que l'huile de foie de morue, pour être digérée et assimilée, doit être maniée ou manipulée par certains ouvriers de l'organisme, elle doit passer par certains chemins.

Si les ouvriers sont maladroits à manier ou à manipuler l'huile, ce sera un empêchement pour prendre l'huile.

Si les chemins sont étroits, mal préparés, mal entretenus, l'huile ne passera pas facilement.

MÉCANISME ET FONCTIONNEMENT DE LA DIGESTION

Or les ouvriers qui manipulent l'huile de foie de morue pour la faire digérer et absorber sont :

1° D'abord *les ferments alcalins* de la salive et du pancréas, puis la bile qui émulsionnent l'huile ;

2° D'autres ouvriers, *les cellules épithéliales* de l'intestin, sont chargés de prendre les gouttelettes d'huile pour les faire passer aux voies de communication.

3° Puis ce sont les petits *vaisseaux chilifères*, véritables voies de communication, véritables chemins par où doivent passer les gouttelettes d'huile pour arriver jusqu'au sang. Ces vaisseaux chilifères sont une variété de lymphatiques, ce sont des lymphatiques qui se réunissent pour former des courants de plus en plus gros. De même les sources forment des ruisseaux, qui se réunissent aux rivières, celles-ci forment les fleuves.

Les lymphatiques amènent les gouttelettes d'huile jusque dans le courant sanguin.

L'ouvrier qui met la gouttelette d'huile dans le lymphatique, dans le chemin de communication, c'est *le lymphatique capillaire*, le lymphatique le plus petit.

C'est un petit tube ouvert dans les tissus.

Il prend par son orifice la gouttelette pour la faire passer plus loin dans les lymphatiques plus gros. Il prend cette gouttelette, la saisit, la serre, la comprime, pour la faire avancer.

Cet ouvrier peut s'appeler le batelier. Il est comparable à un batelier qui prend un fardeau pour le pousser plus loin.

1° Si les premiers ouvriers, *les ferments solubles de la salive et du pancréas*, sont malhabiles, maladroits, peu exercés pour émulsionner l'huile de foie de morue, les gouttelettes seront grosses. Le travail d'émulsion ne sera pas aussi parfait, aussi bien fait, aussi fini. Tandis que si *les ferments solubles pancréatiques* sont exercés, puissants à émulsionner l'huile, les gouttelettes seront très petites et passeront comme une lettre à la poste (c'est une comparaison) dans le chemin de communication vers le courant sanguin.

2° Si les ouvriers suivants, *les cellules épithéliales de l'intestin*, sont maladroits, malhabiles, inexpérimentés, ils ne pourront pas effectuer leur travail. *Ces cellules épithéliales* se trouveront en présence de gouttelettes grosses, qu'elles ne pourront faire passer.

Ou bien elles en feront passer quelques-unes, mais en très petit nombre, et en y mettant beaucoup de temps.

Les gouttelettes d'huile resteront dans les bras de ces ouvriers, les gênant, les embarrassant.

C'est-à-dire que les gouttelettes resteront à l'intérieur de la cellule qui sera rendue impuissante pour absorber. *Cette cellule épithéliale*, destinée à absorber, sera paralysée par l'excès de travail à fournir, travail qu'elle ne sait pas accomplir.

Tandis que si cet ouvrier est adroit et expert, si les ouvriers précédents, eux aussi, ont été adroits et experts, *la cellule épithéliale de l'intestin* prendra la petite gouttelette d'huile très fine, elle la prendra rapidement, et la fera passer aussitôt à l'ouvrier suivant, le batelier. De même on voit des ouvriers passer des briques de main en main sans interruption, et sans arrêt de mouvement.

3° Le troisième ouvrier est *le lymphatique capillaire*, le batelier qui doit prendre et livrer le produit pour qu'il chemine dans les voies de communication.

Si ce troisième ouvrier est maladroit, inexpérimenté, peu

adapté au travail dont il est chargé, il ne pourra pas prendre la gouttelette d'huile pour la faire avancer dans les lymphatiques plus larges.

Si la gouttelette d'huile est grosse, elle obstruera ce canal, *le lymphatique capillaire*, elle bouchera la voie de communication, elle n'avancera pas, ou avancera très lentement, à la suite d'efforts nombreux et fatigants. Toute l'absorption en sera entravée.

Tandis que si l'ouvrier est adroit, habile, adapté à son travail ; si l'orifice de communication est large, bien ouvert ; si le canal constituant *le capillaire lymphatique*, est facile à parcourir ; si la gouttelette d'huile est petite, l'ouvrier, *le lymphatique capillaire*, la prend facilement et la pousse rapidement dans le canal lymphatique plus gros. Cette gouttelette d'huile s'avancera dans ce canal, à l'aise, sans être arrêtée par les parois, elle suivra le courant naturel sans l'arrêter, sans obstruer, sans boucher la voie de communication et elle ira rejoindre rapidement le courant sanguin.

DIFFÉRENCES INDIVIDUELLES

Or les individus diffèrent.

Les uns savent digérer l'huile, parce qu'ils ont appris.

Les autres ne savent pas digérer l'huile, parce qu'ils n'ont pas appris.

Savent digérer l'huile les personnes qui ont pris de l'huile de foie de morue dans leur enfance.

Combien salutaire pour l'avenir a été cette mesure !

Prendre de l'huile de foie de morue étant enfant, a préparé le système lymphatique à recevoir, à absorber, à véhiculer l'huile. Et cela dans le temps où le système lymphatique se forme, grandit, s'adapte, se plie aux exigences de la nutrition, c'est-à-dire dans l'enfance. Dans un temps où la nutrition est facile, où les forces de la nature sont tournées vers un but, manger, se nourrir, s'alimenter, digérer, et absorber, ce temps c'est l'enfance.

Il est à remarquer avec quelle grande facilité les enfants prennent l'huile de foie de morue.

A partir de quatre ans, les enfants prennent très bien l'huile de foie de morue.

On peut même donner l'huile de foie de morue aux petits enfants à partir de deux ans. Cependant, à cet âge, il faut la donner à petite dose, une cuillerée à café. Il faut en surveiller les effets car tous les petits enfants ne la supportent pas et si l'huile occasionne de la diarrhée il faut la supprimer.

Mais à partir de quatre ans, jusqu'à treize ans, les enfants digèrent l'huile de foie de morue d'une façon remarquable.

L'huile de foie de morue ne provoque aucun dégoût chez les enfants ; ils la demandent, ils lèchent la cuillère d'huile, c'est un régal. Ils n'ont pas besoin de pastille de menthe, ou bien si on leur donne une friandise avec l'huile, ils mettent cette friandise de côté pour plus tard. Si on leur supprime l'huile, c'est pour eux une privation.

Aussi faut-il mettre à profit ces bonnes dispositions de l'enfance.

Il faut donner de l'huile de foie de morue à tous les enfants sans exception, même les bien portants.

Ils font leurs lymphatiques. De la sorte ils apprennent à digérer, à absorber. Ils développent leur appareil digestif pour de bonnes et de solides digestions. Et, en outre, l'huile de foie de morue leur apporte un aliment de première qualité, le plus utile, le plus avantageux, le plus tonique, celui qui vaut mieux que tous les autres.

Ces enfants qui ont pris l'huile de foie de morue n'auront plus à craindre plus tard la tuberculose. Ils sont prêts pour la lutte, ils sont armés pour la guerre. Ils refouleront l'ennemi dès la première attaque, et chaque fois que l'ennemi se présentera, il sera repoussé.

Chez d'autres, au contraire, tout est changé.

Ce sont les personnes qui ne savent pas digérer l'huile de foie de morue.

En voilà qui ne sont pas prêts pour la lutte. Ces organismes ne savent pas lutter. Ils sont pris à l'improviste.

Leurs ouvriers sont malhabiles, les voies de communications ne sont pas prêtes, ou bien elles sont impraticables.

Il faut faire l'entraînement à la lutte, alors qu'il faudrait être puissant et vigoureux. Car pour cette lutte on a besoin de force et d'adresse. Ces organismes qui ne savent pas digérer l'huile sont envahis, paralysés sans pouvoir lutter, sans pouvoir utiliser les moyens dont ils peuvent disposer.

Et malgré cela, chez ces sujets, l'entraînement peut se faire même pendant la lutte.

L'individu qui ne sait pas digérer l'huile de foie de morue peut s'exercer et s'entraîner à la digérer, même quand il lutte contre le bacille. Mais cet entraînement sera beaucoup plus long que chez l'individu déjà exercé, entraîné, qui a pris autrefois de l'huile de foie de morue, qui sait la digérer, l'absorber et l'assimiler.

ARTICLE 7. — DE LA DOSE

DOSE DE DÉBUT

La dose de début est *d'une cuillerée à soupe d'huile de foie de morue par jour.*

C'est la dose qui est le plus généralement acceptée.

Presque tous les malades peuvent prendre une cuillerée à soupe d'huile de foie de morue par jour.

Cependant il est des exceptions. Il est des personnes qui n'ont aucune aptitude pour digérer l'huile de foie de morue. Ces personnes n'en ont pas pris étant enfants, elles n'en ont pas pris étant adolescents, leurs tissus ne sont pas aptes à laisser passer l'huile de foie de morue ou à l'assimiler.

Chez ces personnes, il faut diminuer la dose du début et commencer par une cuillerée à café par jour.

Toutes les personnes peuvent digérer une cuillerée à café d'huile de foie de morue. Il faut le savoir. Il n'y a pas d'exception.

Et si l'on trouve un malade qui affirme ne pas pouvoir digérer une cuillerée à café d'huile de foie de morue par jour, il ne faut pas le croire. Ce malade se trompe et trompe involontairement son entourage et souvent aussi son médecin.

En effet, la cuillerée à café d'huile de foie de morue représente 3 grammes d'huile, 4 grammes au maximum.

Or, dans une alimentation quelconque, même celle dont les corps gras sont exclus, il entre toujours 3 ou 4 grammes de corps gras, soit avec la viande, soit avec les légumes préparés au beurre ou à l'huile, soit encore avec le lait.

Par conséquent le malade qui ne peut digérer 3 grammes d'huile n'existe pas, alors qu'il peut manger de la viande et boire du lait.

MALADE SUGGESTIONNÉ

Il faut savoir cela, médecin, pour ne pas être influencé par les affirmations du malade.

Car souvent le malade est une jeune fille suggestionnée pour ne pas accepter l'huile de foie de morue.

Elle a entendu d'autres personnes dire : « L'huile de foie de morue, quelle horreur, je ne puis la voir, rien que d'y penser j'ai des nausées ! »

Elle a vu d'autres personnes dire : « L'huile de foie de morue enlève l'appétit ; on ne peut rien manger, on a le goût dans la bouche et l'odeur dans le nez toute la journée. »

Et par-dessus, elle a eu à faire à un médecin souple (c'est une qualité), voulant ne pas rebuter le malade, ne pas le contrarier, et cherchant le moyen d'entente pour le traitement qui voudra bien être accepté. Médecin ne voulant pas imposer sa volonté au malade, alors qu'elle ne serait pas acceptée, ce qui serait une lutte inutile. Médecin croyant de bonne foi le malade, le malade étant lui aussi de bonne foi, puisqu'il est suggestionné. Le malade suggestionne à son tour le médecin et lui fait croire qu'il ne peut digérer l'huile de foie de morue.

Il faut savoir que cette suggestion existe, qu'elle est très répandue, qu'elle est d'autant plus puissante qu'elle est redite par cent personnes différentes.

Le rôle du médecin n'est pas d'ajouter à la puissance de cette suggestion, mais au contraire de la combattre, de la contrarier, de la détourner.

Comment ? Par la persuasion, par de bonnes paroles, par l'exemple. Le médecin pourra prendre l'huile devant son malade.

Par les exhortations de l'entourage, des parents, des amis, des serviteurs.

Et à force de donner des encouragements, ils déplaceront les suggestions antérieures et le parti pris contre l'huile de foie de morue.

Je ne veux pas dire que prendre l'huile de foie de morue soit agréable.

Je ne veux pas dire que la répugnance à prendre l'huile de foie de morue soit pure imagination.

Non.

Prendre de l'huile de foie de morue est très désagréable. J'en prends depuis plus de quinze ans (enfance mise à part) et elle m'est toujours désagréable.

Mais quoique le fait de prendre, d'avaler l'huile de foie de morue soit désagréable, on la digère très bien.

Elle passe très bien, et on s'en trouve très bien.

En fait de dernier argument, je propose celui que je me tenais, lorsque me croyant perdu, je m'aidais à surmonter la difficulté de prendre l'huile de foie de morue.

Chaque matin, prenant mon grand verre plein d'huile de foie de morue, je le tenais à hauteur des yeux et je disais tout haut.

Est-ce que je veux mourir ? — Non.

Est-ce que je veux vivre ? — Oui.

Alors il faut boire cela.

Il n'y a que cela qui puisse m'empêcher de mourir.

Et je buvais, d'un trait, la vie par l'huile de foie de morue.

Maintenant que c'est loin, il me semble que l'effort n'a pas trop coûté et que la santé, la vie reconquises à ce prix, valent largement la peine de faire l'effort.

Et il n'y a que cela, le grand verre plein d'huile de foie de morue tous les matins, qui a pu m'empêcher de mourir à ce moment.

ARTICLE 8. — DU MEILLEUR MOMENT POUR PRENDRE L'HUILE DE FOIE DE MORUE

Le meilleur moment pour prendre l'huile de foie de morue est *le matin, avant le premier déjeuner, à jeun.* On prend un peu de lait par-dessus, ou on prend le premier déjeuner immédiatement après, lait, café au lait, chocolat au lait.

Mais il ne faut pas être exclusif et en principe, tous les moments de la journée sont bons, pourvu que l'on prenne l'huile et qu'on la digère.

Les goûts de chaque personne varient et il est bon d'en tenir compte.

Les unes préfèrent prendre l'huile le matin au réveil.

Les autres, le soir, avant de se coucher.

D'autres préfèrent prendre l'huile aux repas soit avant, soit après, soit pendant le repas.

Ce sont autant de variétés pour prendre l'huile de foie de morue et nous allons les examiner successivement.

L'huile de foie de morue est prise :

1° Au réveil ;

2° Avant de s'endormir ;

3° Aux repas ;

a) Avant le repas ;

b) Après le repas ;

c) Pendant le repas.

1° L'HUILE DE FOIE DE MORUE EST PRISE AU RÉVEIL.

L'huile de foie de morue est prise au réveil, le matin, avec le petit déjeuner.

C'est le procédé de choix.

Le matin l'organisme est à jeun. Il est apte à digérer et à absorber mieux qu'aux autres moments de la journée.

L'huile de foie de morue trouve les chemins ouverts. C'est le premier aliment à digérer.

Le corps est reposé, et comme tout travail de digestion demande un effort de l'organisme, cet effort est mieux donné le matin. Le corps reposé, le travail pour digérer l'huile est mieux effectué le matin.

Pour masquer le goût d'huile, pour enlever tout arrière-goût d'huile, le malade prend son petit déjeuner immédiatement après, *café au lait, pain, beurre, sucre, miel*, etc., ou tout autre déjeuner habituel.

Cependant certains malades n'aiment pas à prendre l'huile de foie de morue le matin, parce que toute la journée elle est l'occasion de renvois parfumés à l'huile de morue et de nausées désagréables.

Ces renvois ne sont pas graves. Ces nausées ne sont pas inquiétantes. Il faut dire aux malades que cet état nauséeux est excellent pour leur maladie. C'est un effet contro-stimulant qui agit sur le pneumo-gastrique, c'est-à-dire sur le nerf qui innerve à la fois l'estomac et le poumon. Cet effet nauséeux et contro-stimulant est recherché à certains moments, notamment quand on donne de l'ipéca contre les hémoptysies. L'état nauséeux décongestionne le poumon.

Cependant, certains malades se plaignent que ces nausées et renvois les empêchent complètement de manger, et ils préfèrent prendre l'huile de foie de morue à d'autres moments.

2° L'HUILE DE FOIE DE MORUE EST PRISE AVANT
DE S'ENDORMIR.

Le malade prend l'huile de foie de morue en se couchant, avant de s'endormir.

Il peut prendre par-dessus *un verre de lait chaud, sucré,* additionné ou non d'eau de fleur d'oranger.

De cette façon, le malade s'endort après avoir pris l'huile.

Pendant le sommeil l'huile est digérée sans provoquer de nausées, elle fait son œuvre, son travail ; elle passe, et le matin, au réveil, elle est passée, digérée, elle est loin ; et les nouvelles sollicitations de la digestion, les nouveaux aliments l'empêchent de donner aucune manifestation désagréable.

Le malade qui vient de prendre l'huile de foie de morue et qui va s'endormir, doit se coucher sur le côté droit. Car l'huile suivant alors la loi de la pesanteur s'écoule par le pylore, orifice de sortie de l'estomac qui est ainsi placé à la partie inférieure. Comme la loi physique d'étalement est assez importante pour digérer l'huile, la position couchée sur le côté droit la favorise.

De plus, l'huile se trouve alors dans une partie de l'intestin, le duodénum, où aboutissent les canaux venant du foie et apportant la bile.

Par suite de sa diffusibilité et de son étalement, l'huile remonte dans les canaux du foie, cholédoque, hépatique, cystique, elle les lubrifie, elle facilite leur jeu, le glissement des calculs quand ils existent.

Et chez le tuberculeux obligé de manger beaucoup de viande, le foie est toujours congestionné, il a une tendance à jouer difficilement et à produire des calculs.

3° L'HUILE DE FOIE DE MORUE EST PRISE AUX REPAS.

a) AVANT LE REPAS ;
b) APRÈS LE REPAS ;
c) PENDANT LE REPAS.

a) L'huile de foie de morue est prise avant le repas.

Certains malades préfèrent prendre l'huile aux repas parce qu'elle passe mieux. Elle est alors mélangée aux aliments. L'effort sollicité pour sa digestion se répartit en un temps plus long.

Prise immédiatement avant le repas, l'huile de foie de morue n'enlève pas l'appétit. Les aliments qui succèdent viennent se surajouter et s'imprégner de l'huile. L'huile est digérée petit à petit. Son contact avec la surface intestinale est moins intime et se prolonge beaucoup plus loin.

En effet, prise à jeun, et seule, l'huile de foie de morue tapisse l'estomac et l'intestin qui suit d'une couche d'huile, tandis que prise avec les aliments, l'huile est mélangée aux aliments, et suit leur sort ; elle chemine pendant deux heures et plus avant d'être absorbée.

b) L'huile de foie de morue est prise après le repas.

Pour certains malades, l'huile prise avant le repas laisse un dégoût tel qu'il supprime le repas suivant en provoquant des nausées et parfois des vomissements.

Ceci est un effet purement nerveux, un réflexe..

La volonté pourrait le surmonter, mais il faudrait faire l'éducation de la volonté, éducation assez longue.

Il vaut mieux aller au plus pressé, et prendre l'huile de foie de morue comme on peut.

Après le repas, l'huile de foie de morue n'empêche pas le repas puisqu'il est pris.

L'huile se mêle alors aux aliments et suit leur sort, dans leur marche le long de l'intestin. L'huile est digérée petit à petit. Elle est absorbée petit à petit, sur une longue partie de l'appareil digestif et certains organismes effectuent mieux ce travail ainsi élaboré.

c) L'huile de foie de morue est prise pendant le repas.

Certains malades ne peuvent prendre l'huile de foie de morue ni avant, ni après le repas.

Avant le repas, ils ne perçoivent plus que le goût et l'odeur d'huile qui les empêchent de manger à cause des nausées incessantes.

Après le repas, l'odeur et le goût d'huile leur restent dans la bouche, dans le nez, et provoquent encore des nausées, parfois des vomissements.

Ces malades se trouvent très bien de prendre l'huile de foie de morue au milieu du repas.

Le fait de manger de nouveau, après avoir pris l'huile,

accélère le travail de la digestion dans le sens normal, régulier.

Car il faut remarquer que tous les signes de nausées et de vomissements occasionnés par·la vue, l'odeur, ou le goût d'huile de foie de morue sont des actes purement nerveux, des réflexes, et que la part de l'imagination et de la volonté est considérable.

L'imagination grandit la cause, l'odeur désagréable, le goût désagréable. L'imagination provoque le dégoût, les nausées que la vue seule peut également provoquer par suite de l'éducation naturelle.

Mais la volonté et l'éducation raisonnée doivent réagir pour remettre les choses au point, pour empêcher les nausées et les vomissements.

Je sais qu'il est des malades difficiles à convaincre. Déraciner une suggestion, quel labeur ! Il vaut mieux quelquefois ne pas essayer. Il faut donner de nouvelles suggestions qui, se présentant à leur tour, seront exécutées.

C'est en associant l'huile à un autre aliment que ce bon résultat se produira, et que l'huile de foie de morue sera conservée.

ARTICLE 9. — DIFFICULTÉS A SURMONTER

Les difficultés à surmonter pour faire accepter l'huile de foie de morue sont de trois ordres.

1º Les causes morales ou psychiques ;

2º Les causes physiques ;

3º Les causes physiologiques.

I. — DIFFICULTÉS D'ORDRE MORAL OU PSYCHIQUE.

Les causes morales résident dans la prévention du malade contre l'huile de foie de morue. C'est un parti pris inconscient. C'est une éducation erronée. Le malade a récolté toutes les idées qui représentent l'huile de foie de morue comme mauvaise, désagréable et inutile. Il se com-

plaît dans ces idées et elles sont parfois tellement enraci-
nées qu'on ne peut les faire disparaître qu'avec beaucoup de
difficultés.

Il faut savoir présenter les dangers d'une telle disposi-
tion d'esprit. Il faut faire appel à la raison, au bon sens, au
jugement du malade. Il faut savoir lui faire entrevoir les
conséquences néfastes s'il refuse de prendre de l'huile. Et
s'il ne veut pas comprendre les termes discrets et atténués
qu'on lui propose, il faut lui montrer la mort menaçante
qui arrive et contre laquelle il n'y a que l'huile de foie de
morue qui puisse prévaloir.

Cet état mental peut se surmonter. C'est une représenta-
tion mentale augmentée, amplifiée, exagérée par l'auto-
suggestion naturelle et par les suggestions.

Il faut faire le travail inverse. Ce n'est pas la plus grande
difficulté. Et si l'on n'arrive pas en une seule fois à la surmonter, avec le temps et de la patience on arrive toujours
à un bon résultat.

II. — DIFFICULTÉS D'ORDRE PHYSIQUE.

Le goût et *l'odeur* de l'huile de foie de morue paraissent
de grosses difficultés pour certains malades, mais ces difficultés ne sont pas très grosses et l'on arrive toujours à les
surmonter. Voici quelques moyens pour y arriver.

1° Pour masquer le goût et l'odeur de l'huile de foie de
morue, on l'associe à *de la bière mousseuse*. On met par
exemple une ou plusieurs cuillerées d'huile de foie de morue
dans un demi-verre de bière, on remue, ce qui développe la
mousse, et on boit rapidement.

L'huile se place entre la mousse et *la bière*, l'huile est
bue sans que le buveur s'en aperçoive. La bière placée en-
dessous masque la saveur en passant sur la langue. La
mousse, superposée à l'huile, masque l'odeur.

C'est le meilleur moyen, le plus facile et le plus commode
pour prendre l'huile de foie de morue.

2° Le moyen le plus vulgaire, le plus répandu, est de
faire disparaître le goût de l'huile de foie de morue au

moyen d'*une pastille de menthe*, d'*une pastille de chocolat* plus ou moins volumineuse, ou au moyen de tout autre friandise, par exemple *quartier d'orange*, *quartier de citron*, très bons moyens, ou *un peu de sel* pour les gens pauvres, soit même *une bouchée de pain*, soit encore *un peu d'eau* bue après l'huile.

On peut encore se servir d'une boisson forte, par exemple *un peu de vin de Malaga*, *de Banyuls* ou autre, pris avant et après la cuillerée d'huile de foie de morue.

L'huile de foie de morue est prise entre deux gorgées de vin de Malaga. La succession est : 1° vin de Malaga, une gorgée; 2° huile de foie de morue; 3° vin de Malaga, assez pour se rincer la bouche.

On peut encore prendre *un bonbon fondant*, *un fruit confit*, *de la confiture*, ou tout autre gourmandise analogue.

3° Après avoir pris l'huile de foie de morue, on prend *le petit déjeuner* composé de *café au lait, pain, beurre, miel,* etc.

Le goût et la saveur de l'huile disparaissent aussitôt, et ce procédé a l'avantage de faire digérer l'huile beaucoup mieux.

4° Il existe *des cuillères allongées et à couvercle* les unes à un seul compartiment, les autres à deux compartiments dans lesquels on met l'huile d'un côté, du sirop de l'autre côté. On avale sans percevoir ni l'odeur ni la saveur de l'huile de foie de morue. Le sirop, venant en dernier lieu, laisse son bon goût dans la bouche.

5° Il existe d'autres procédés mais ils sont peu employés. Cependant signalons celui-ci qui peut rendre des services.

On fait une *mayonnaise* avec l'huile de foie de morue et un jaune d'œuf, et on prend cette mayonnaise dans un ou plusieurs cachets.

Ce procédé peut être employé lorsqu'on veut habituer l'organisme à accepter l'huile de foie de morue, et que l'on en donne de petites quantités.

6° On a fabriqué des capsules d'huile de foie de morue.

Théoriquement le procédé est bon, mais jusqu'à ce jour je n'ai pas trouvé de capsules recommandables, tant par leur capacité que par leur contenu, l'huile contenue dans ces capsules m'a paru être de l'huile de boîte à sardines et en quantité illusoire.

7° On peut boire l'huile de foie de morue *à la bouteille*, c'est-à-dire en appliquant les lèvres au goulot de la bouteille.

C'est un excellent procédé, facile, commode, rapide mais qui ne peut être employé que pour de petites quantités d'huile, quand le malade ne doit prendre qu'une ou deux cuillerées à soupe d'huile de foie de morue. La gorgée d'huile est alors presque égale à une cuillerée à soupe d'huile.

Quand il faut prendre plus de quatre cuillerées d'huile de foie de morue, le procédé de la bouteille manque de précision, et on est obligé de verser l'huile dans un verre.

Tous ces procédés sont des procédés de début.

Mais quand on arrive à prendre trois cuillerées à bouche d'huile de foie de morue, on laisse de côté tous ces petits moyens qui prennent du temps. Le malade boit l'huile de foie de morue dans un verre, puis il prend quelque chose pour faire passer le goût.

III. — DIFFICULTÉS D'ORDRE PHYSIOLOGIQUE.

Les difficultés d'ordre physiologique sont plus importantes.

Elles tiennent en général à ce que l'organisme ne sait pas digérer l'huile de foie de morue. Il a besoin d'un entraînement. Il ne faut pas vouloir aller trop vite. L'appareil digestif ne sachant pas digérer l'huile de foie de morue réagit à sa façon.

Ce sont d'abord des renvois qui rappellent l'odeur de l'huile de foie de morue, et qui persistent toute la journée.

Puis, ce sont des maux d'estomac succédant à la prise d'huile de foie de morue.

Puis, la perte de l'appétit.

Nous ne comprenons pas dans cette catégorie les nausées et vomissements qui sont des symptômes subjectifs, favorisés par la bonne volonté du malade qui inconsciemment s'efforce à vomir. Quand l'huile de foie de morue n'est pas tolérée, elle donne de la diarrhée, mais non des vomissements.

Quand ces symptômes se montrent, renvois à odeur d'huile de foie de morue, perte de l'appétit, maux d'estomac, il faut diminuer la quantité d'huile prise.

Si le malade prenait une cuillerée à bouche d'huile par jour, il n'en prendra qu'une cuillerée à dessert ou même seulement une cuillerée à café.

Une autre manière de procéder est de prendre une cuillerée à bouche d'huile de foie de morue seulement tous les deux jours.

Ou encore on diminue la dose d'huile, et on la supprime pendant un ou deux jours ; par exemple, le malade prendra seulement une cuillerée à dessert d'huile de foie de morue par jour et n'en prendra point deux jours de la semaine, le samedi et le dimanche.

Une autre façon de faire tolérer l'huile de foie de morue est de la prendre en mangeant. Souvent, l'huile de foie de morue prise avec les aliments est bien acceptée et digérée, alors qu'elle ne l'était pas à jeun.

On peut aider la digestion de l'huile de foie de morue au moyen du *bicarbonate de soude*.

Chez les arthritiques, le bicarbonate de soude donne de bons résultats et le tuberculeux arthritique, ou devenu arthritique par l'alimentation carnée, ce tuberculeux se trouvera bien de l'usage de l'huile de foie de morue, associé au bicarbonate de soude.

Le mal d'estomac peut se produire après avoir pris l'huile de foie de morue, comme après avoir mangé.

Ce mal d'estomac se montre une heure ou deux heures après avoir mangé, quelquefois plus tard, au milieu de la nuit. Ce symptôme est le plus souvent occasionné par l'acidité exagérée de l'estomac.

Le meilleur moyen pour faire disparaître le mal d'estomac est de prendre une dose assez forte de bicarbonate de soude. La dose nécessaire peut varier. Un gramme de bicarbonate de soude est le plus souvent insuffisant.

Il faut prendre une cuillerée à café bien pleine de bicarbonate de soude, soit 4 à 5 grammes dissous dans un verre d'eau. Si cette dose est insuffisante, on la renouvelle une heure après, on prend une seconde cuillerée à café de bicarbonate de soude dans un verre d'eau.

Pour exciter l'appétit et favoriser la digestion, on pourra donner *le sulfate de strychnine*, à la dose de 1 milligramme avant chaque repas, soit 2 milligrammes par jour.

Mais il faut tenir compte de ceci : ce n'est pas la dose de 3 ou 4 grammes d'huile de foie de morue qui enlève l'appétit du tuberculeux ; mais c'est sa maladie. L'inappétence est un symptôme de la maladie tuberculeuse. Le manque d'appétit, la difficulté pour digérer sont les signes de l'empoisonnement tuberculeux.

Et il arrive que c'est précisément l'huile de foie de morue qui donne l'appétit au tuberculeux. L'huile de foie de morue modifie la nutrition du tuberculeux, elle aide à la lutte contre le bacille et, dès qu'un mouvement de victoire se dessine, dès que l'organisme reprend le dessus, l'appétit revient, grâce à l'huile de foie de morue.

Enfin, quand on se heurte à une répugnance trop grande, à un dégoût insurmontable, et à des conditions sociales qui ne permettent pas d'imposer sa volonté, on peut donner l'huile de foie de morue *en lavement*. *Le lavement* est ainsi préparé :

On mélange deux ou quatre cuillerées d'huile de foie de morue à un jaune d'œuf ; on a ainsi une mayonnaise. On ajoute à cette mayonnaise un verre de lait chaud, 200 à 250 grammes. Le lavement est prêt.

On prend le lavement le soir, étant couché, avant de s'endormir, lentement, et on le garde jusqu'au lendemain matin.

Remarque importante. — On peut profiter de cette opération journalière pour associer le traitement par *la créosote* (créosote alpha, sous cachet).

Comme *la créoste* réussit d'une façon merveilleuse une fois sur quatre malades, il faut toujours essayer les bons effets de la créosote. Si la créosote est tolérée, si le malade peut supporter les doses progressivement élevées jusqu'à cent gouttes de créosote par jour, il s'opère, du fait de la créosote, une résurrection, une amélioration considérable et rapide. Cette amélioration permet au malade de lutter plus avantageusement contre le bacille, et de mettre à profit les autres moyens de guérison : alimentation, air, repos, huile de foie de morue et tannin.

La créosote doit se donner à la dose initiale de vingt gouttes par jour, on augmente de cinq gouttes chaque jour, jusqu'à ce que le malade prenne cent gouttes par jour, soit 2 grammes et demi de créosote par jour.

Il faut toujours tenir grand compte de la *tolérance* dans le traitement créosoté.

L'huile de foie de morue donnée en lavement est en partie absorbée.

Son action n'est pas aussi puissante que prise par la bouche, car une grande partie de l'huile se perd, est rejetée ; elle est mélangée à des matières inertes, et l'absorption par l'intestin est beaucoup moins facile, l'huile n'a pu être émulsionnée par les liquides de la digestion.

Toutefois, c'est un moyen à employer.

On peut augmenter la dose d'huile de foie de morue jusqu'à huit ou dix cuillerées d'huile de foie de morue par jour en lavement.

ARTICLE 10. — ENTRAINEMENT

Il y a un fait universellement accepté. C'est que *l'huile de foie de morue* guérit la tuberculose.

On sait encore que pour enrayer rapidement la tuberculose, il faut prendre de fortes doses d'huile de foie de morue, de quatre à huit cuillerées à soupe par jour, soit de 5o à 1oo grammes.

Se basant sur cette donnée, certains médecins inexpérimentés prescrivent immédiatement quatre cuillerées d'huile de foie de morue à prendre par jour, c'est un tort. Et si le malade ne peut pas digérer cette quantité d'huile, ces médecins ajoutent : « Il est inutile que vous preniez de l'huile de foie de morue, puisque vous ne pouvez pas la digérer. Et puisque l'huile de foie de morue n'agit rapidement qu'à forte dose, il est encore inutile de vous soumettre au désagrément d'en prendre de petites doses. » C'est mal raisonner.

Ce sont autant d'erreurs et de conseils pernicieux que nous voulons supprimer. Ces conseils ont d'autant plus d'effet nuisible que c'est la voix du médecin qui les propage, et le médecin doit être cru sur parole.

Pour guérir la tuberculose il ne faut pas faire de médecine à l'eau de rose. Il ne faut pas chercher à séduire par la souplesse de caractère, en abandonnant ce qui déplaît au malade et en adoptant sa façon de voir.

Si parfois le malade a raison, d'autres fois il a tort, et le médecin, qui doit être instruit sur son art, doit savoir approuver ce qui est vrai et rectifier ce qui est erreur.

Il en est de l'huile de foie de morue comme de beaucoup de médicaments. Il faut savoir la donner. Il faut savoir la prescrire. Il faut savoir la doser. Il faut savoir diriger le traitement par l'huile de foie de morue.

ENTRAINEMENT PROGRESSIF

Il faut *un entraînement* pour arriver à digérer l'huile de foie de morue.

Cet entraînement peut durer plus ou moins longtemps.

En général, il dure trois ans.

La première année, le malade arrive à prendre *une ou deux cuillerées* d'huile de foie de morue par jour.

La seconde année, le malade arrive à prendre de *deux à quatre cuillerées* d'huile de foie de morue par jour.

Et la troisième année, le malade prend *six cuillerées* d'huile de foie de morue par jour, et quelques fois huit cuillerées par jour.

Huit cuillerées à soupe d'huile de foie de morue par jour, c'est la dose louable, idéale, active, puissante, contre laquelle le bacille ne peut rien.

Mais parce que le malade ne peut pas prendre, dès le premier jour, la dose excellente de *huit cuillerées* par jour, il ne s'ensuit pas qu'il faille renoncer à l'huile de foie de morue.

EFFET DES PETITES DOSES

La dose minime *d'une cuillerée à soupe* d'huile de foie de morue par jour est déjà une dose active, salutaire, efficace, avantageuse, louable, guérisseuse.

Le médecin observateur en reconnaît les effets.

Le malade en perçoit les bons résultats.

C'est une dose qui, le plus souvent, est suffisante pour ramener l'appétit, et ce résultat serait-il seul obtenu, qu'il serait suffisant pour imposer l'huile de foie de morue. Car avec l'appétit les forces reviennent.

Mais, en plus, l'huile de foie de morue a cet effet remar-quable, c'est de diminuer l'expectoration.

Même à la dose *d'une cuillerée à soupe* par jour, l'huile de foie de morue fait sentir ses bons effets sur le malade, et améliore l'état des poumons.

DE LA FIÈVRE

Quand le malade a de la fièvre, l'usage de l'huile de foie de morue augmente la température et quelques médecins disent qu'il ne faut pas donner d'huile de foie de morue à ce moment, parce que c'est mettre de l'huile sur le feu et augmenter la fièvre au lieu de l'éteindre.

Cela est vrai, l'huile augmente la température chez le tuberculeux fébricitant. Mais ce n'est pas une raison pour se priver des bons effets de l'huile de foie de morue. En associant un antithermique, quinine, antipyrine, phéna-cétine, pyramidon, cryogénine, on ramène la température du tuberculeux à ce qu'elle doit être, 37 à 37°6, et le tu-berculeux peut prendre l'huile de foie de morue sans aucune crainte.

Si l'huile de foie de morue augmente la température du tuberculeux fébrile, c'est parce que cette huile lui apporte des matériaux pour lutter contre le bacille et la fièvre est le témoin de cette lutte plus vive, plus active et plus intense.

ENTRAINEMENT RAPIDE

Les lois de l'entraînement sont générales. Elles s'appliquent à tout exercice, à tout effort, à tout travail, même au travail de la digestion.

Si l'on prend une comparaison, on observe ce qui se passe chez le morphinomane. L'organisme qui débute par des doses faibles de 1 centigramme, peut augmenter progressivement, et prendre des doses dix, vingt, trente fois plus fortes.

C'est une question de progression lente et de temps.

Il en est de même pour l'huile de foie de morue.

La dose de début est une cuillerée à bouche par jour.

Si le malade peut être surveillé par le médecin, on augmentera la progression assez rapidement, de façon à agir vite.

Il est, en effet, des organismes qui acceptent très bien l'huile de foie de morue, et il faut les faire bénéficier de ces bonnes dispositions.

D'une façon générale, on augmentera *d'une cuillerée à soupe* d'huile de foie de morue chaque semaine, jusqu'à la dose tolérée.

Dans le détail, si pendant la première semaine une cuillerée d'huile de foie de morue est bien tolérée, on augmentera d'une cuillerée d'huile de foie de morue la semaine suivante.

Si, pendant cette seconde semaine, deux cuillerées d'huile sont bien supportées, on augmentera encore d'une cuillerée la semaine suivante.

Et ainsi de suite, en augmentant d'une cuillerée à soupe d'huile de foie de morue par semaine.

C'est ce qui répond à la prescription que doit faire le médecin.

Prendre une cuillerée à soupe d'huile de foie de morue par jour.

Augmenter d'une cuillerée à soupe par semaine jusqu'à tolérance.

VARIABILITÉ DE LA DOSE

Ordinairement, chez un malade qui débute à prendre de l'huile de foie de morue, il faut s'arrêter à deux ou trois

cuillerées par jour. A cette dose il y a des signes d'intolérance, de réplétude, avec de l'inappétence et des renvois
rappelant l'odeur d'huile.

Cette progression du début, il faut toujours la faire, car
la même personne peut se trouver dans des conditions différentes et digérer bien ou mal l'huile de foie de morue,
suivant le moment.

Il faut savoir que, pendant la saison froide, l'huile se digère
très facilement.

Autant que possible, il faudra commencer à faire prendre
l'huile de foie de morue à l'entrée de l'hiver, quand les
grandes chaleurs sont passées, au mois de septembre ou
d'octobre.

Il faut savoir aussi que l'huile de foie de morue n'est pas
digérée facilement pendant les grandes chaleurs, en juillet
et août.

Mais il ne faut pas tomber dans l'erreur qui consiste à
ne donner d'huile de foie de morue que pendant les grands
froids seulement, décembre, janvier et février, et à la supprimer le reste de l'année.

Il faut supprimer l'huile pendant les grandes chaleurs,
soit trois mois de l'année, quatre mois au plus. Et il faut
prendre de l'huile de foie de morue pendant tout le reste
de l'année, soit huit mois pleins ou même neuf mois.

Certains malades peuvent prendre l'huile de foie de morue
pendant les douze mois de l'année.

L'huile de foie de morue se digère mieux en hiver qu'en
été, mieux dans la saison froide que dans la saison chaude.

C'est pour cela que le malade doit être observé, surveillé,
et que l'on doit tenir compte de la tolérance variable de
l'individu ; tolérance plus grande en hiver, tolérance moins
grande en été.

Si le malade digère bien *quatre cuillerées* d'huile de foie
de morue en hiver, à mesure que le froid diminue et que la
température s'attiédit, la capacité à digérer l'huile est moins
grande. Il arrive un moment où cette huile n'est plus
tolérée, il y a saturation de l'économie.

Il faut tenir compte de ces variations dépendant de l'individu, du temps, de la saison, de la quantité déjà prise. Dès que l'huile de foie de morue occasionne des signes d'intolérance, il faut s'arrêter un jour ou deux, et diminuer la dose.

Le signe d'intolérance habituel, ou signe de saturation de l'économie, est donné par le manque d'appétit, la perte d'appétit succédant à la prise de l'huile de foie de morue.

La diarrhée est un signe d'intolérance plus accusé, l'huile de foie de morue alors n'est pas digérée, et produit l'effet purgatif.

L'inappétence provenant de l'huile de foie de morue doit être combattue par les eupeptiques, les amers, et entre autres, surtout par la strychnine (sulfate de strychnine ou teinture de noix vomique).

La strychnine double ou triple la puissance de digérer.

La personne qui prend de la strychnine à dose efficace peut manger et digérer deux ou trois fois plus, quelle que soit l'alimentation.

Le malade qui prend de la strychnine pourra prendre et digérer une quantité bien plus grande d'huile de foie de morue, et pendant bien plus longtemps.

INTERRUPTION DES DOSES

Toutefois, il arrive un moment où la saturation de l'organisme existe, même avec les amers ; l'huile de foie de morue s'est accumulée dans tous les recoins du corps ou elle peut se loger. Il faut cesser ou diminuer l'usage de l'huile de foie de morue.

On doit cesser de prendre de l'huile de foie de morue, mais pour peu de temps. Deux jours, quatre jours, huit jours au plus, puis l'on reprend l'usage de l'huile à plus petite dose. Si le malade prenait quatre cuillerées d'huile par jour, il n'en prendra qu'une ou deux, et il les digérera alors très bien.

Ces interruptions dans l'usage de l'huile de foie de morue font partie de l'entraînement à prendre l'huile.

Et ce n'est pas abandonner le traitement par l'huile de foie de morue que de ne pas en prendre pendant huit jours, ou même de cesser d'en prendre pendant les fortes chaleurs.

ADJUVANTS

La digestion de l'huile de foie de morue pourra être aidée et favorisée par tous les moyens employés pour l'alimentation en général. Ce sont : *l'hydrothérapie froide, le tub, les frictions, le massage, les exercices modérés.*

Le froid est un tonique qui excite les fonctions de la digestion.

L'usage du *tub* pris tous les matins est excellent pour ce but, et doit être recommandé dans la bonne saison.

Les frictions et le massage activent la circulation, les échanges moléculaires et la nutrition.

Les exercices modérés et sans fatigue excitent et favorisent la nutrition, ils sollicitent les échanges nutritifs. De là vient cette proposition : *On digère l'huile de foie de morue avec ses jambes.* De là vient aussi le conseil de faire une petite promenade après avoir pris l'huile de foie de morue.

L'huile de foie de morue se loge facilement dans le mésentère, c'est-à-dire dans les tissus et organes de l'abdomen.

Ce fait est une désolation pour les dames qui veulent conserver leur taille fine, ou qui, au moins, désirent ne pas avoir un extérieur disgracieux.

Il faut tenir compte de ces désirs qui sont raisonnables, mais comme certaines dames plus craintives se refusent à prendre de l'huile de foie de morue parce que leur taille s'épaissit, il faut leur affirmer qu'avec le massage abdominal elles pourront, quand elles voudront, faire disparaître cette localisation antiesthétique, et cela en l'espace d'un mois ou de deux mois au plus.

ARTICLE 11. — EFFETS DE L'HUILE DE FOIE DE MORUE

1° *L'huile de foie de morue* donne de l'appétit au tuberculeux et le fait manger. L'huile de foie de morue apporte les produits du foie nécessaires à la digestion et supplée ainsi au travail insuffisant du foie chez le tuberculeux.

2° *L'huile de foie de morue* décuple les forces du tuberculeux, aussi bien que de l'homme sain qui en prend. Elle leur donne la force, la vigueur et la résistance.

3° *L'huile de foie de morue* rend le tuberculeux fort contre le froid, insensible au froid, résistant au froid. L'huile, en se logeant dans le tissu cellulaire sous la peau, forme un vêtement épais qui protège le malade contre le froid, et empêche les refroidissements.

4° *L'huile de foie de morue* est un aliment respiratoire, c'est-à-dire un aliment qui utilise l'oxygène de l'air. Cette huile de foie de morue favorise la respiration et les échanges vitaux, les oxydations qui en résultent. La vie pulmonaire est plus active, le terrain est plus résistant, la guérison est plus rapide.

5° *L'huile de foie de morue* supprime l'expectoration. Elle la diminue d'abord rapidement, et arrive à la supprimer complètement en peu de jours.

L'huile de foie de morue est un coagulant qui donne de la plasticité au sang.

L'huile de foie de morue fournit des éléments nécessaires pour faire les frais de l'expectoration, elle sert à la confection des cellules phagocytes en favorisant la nutrition.

6° Chez le tuberculeux en guérison apparente, l'huile de foie de morue consolide la guérison et supprime les rechutes.

Le tuberculeux qui ne prend pas d'huile de foie de morue a une guérison fragile, incertaine.

Le tuberculeux qui prend de l'huile de foie de morue, même étant guéri, a une guérison sûre, consolidée, inébranlable, il est à l'abri des rechutes.

7° *L'huile de foie de morue* empêche le tuberculeux de mourir. Il meurt de vieillesse et non de maladie.

CHAPITRE II

LE TANNIN

Exposé. — Historique. — Variétés. — Prescription. — Entraînement. —
Tolérance et intolérance. — Effets du tannin.

ARTICLE 1. — EXPOSÉ

Le tannin, synonyme *acide tannique.*

Le tannin est un aliment et un médicament des plus
utiles au tuberculeux.

Parallèle du tannin et de l'huile de foie de morue.

L'action du *tannin* sur le tuberculeux est comparable à
celle de l'huile de foie de morue, et il faut mettre ces deux
produits sur la même ligne.

A certains points de vue, à cause de certaines qualités
et de certaines propriétés, *l'huile de foie de morue* est
supérieure au tannin.

A d'autres points de vue, à cause de certaines qualités
et de propriétés différentes, c'est le *tannin* qui est supérieur
à l'huile de foie de morue.

Dans l'ensemble de ses effets et de ses résultats, le
tannin est aussi puissant que l'huile de foie de morue pour
guérir la tuberculose, et pour empêcher le tuberculeux de
mourir.

Il y a cependant entre ces deux produits une différence d'action.

L'action immédiate du tannin n'est pas aussi puissante que celle de l'huile de foie de morue.

Dans les vingt-quatre heures, l'huile de foie de morue a un effet plus puissant que celui du tannin.

Quand l'huile de foie de morue bien maniée, bien utilisée donne tout son effort, le résultat est plus grand, plus puissant, plus considérable qu'avec le tannin.

L'huile de foie de morue a un maximum d'effet utile plus grand que le tannin.

Mais ce maximum d'effet utile est donné dans un temps limité, de un à trois mois. Il ne peut être renouvelé.

L'action du tannin dans les vingt-quatre heures est moins grande, quoiqu'elle soit cependant très appréciable et très efficace.

Mais ce qui fait la supériorité du *tannin* sur l'huile de foie de morue, c'est que l'action du *tannin* peut être renouvelée et prolongée mille fois, ce qui ne peut exister pour l'huile de foie de morue.

Ce qui fait l'avantage du *tannin*, c'est qu'il peut être continué pendant douze mois de l'année sans interruption et à forte dose quand l'organisme est entraîné.

Le tannin peut être continué pendant un an, deux ans, trois ans s'il le faut, sans interruption. Tandis que l'huile de foie de morue arrive à provoquer la saturation de l'économie, et on doit la diminuer ou même la cesser. Quand l'organisme est saturé d'huile, il ne peut en supporter que de petites doses.

Ce qui fait encore la supériorité du *tannin* sur l'huile de foie de morue, c'est que le *tannin* peut être pris en été, pendant les fortes chaleurs, par conséquent pendant les moments de l'année les plus défavorables et les plus dangereux pour le tuberculeux. Tandis que l'huile de foie de morue ne peut être prise pendant les fortes chaleurs, au moment où le tuberculeux a le plus besoin d'une aide puissante.

Du reste le *tannin* et *l'huile de foie de morue* ayant des propriétés et des qualités différentes s'associent très bien et se favorisent l'un l'autre.

Le tannin a comme inconvénient d'agir sur la sécrétion du foie en la rendant plus dense ; de faire resserrer et contracter les canaux biliaires. Il en résulte chez les prédisposés une production plus facile de poussière, de sable ou de calculs hépatiques. Chez ces malades, l'usage du tannin détermine des douleurs hépatiques, et parfois des coliques hépatiques.

Cet inconvénient est relativement minime, car on y remédie facilement. D'abord il ne se produit que *quand il n'y a plus d'expectoration*, par conséquent quand la maladie est presque guérie et que le tannin est moins nécessaire.

Mais, de plus, cet inconvénient, ces douleurs hépatiques sont modifiés et combattus d'une façon très heureuse par l'huile de foie de morue elle-même.

Il arrive de la sorte que *l'huile de foie de morue* doit être associée au *tannin*. Ces deux médicaments sont le complément l'un de l'autre.

Séparément ils ne peuvent faire que la moitié de la besogne. Pris ensemble, ils agissent dans le même but par des moyens différents ; ils se favorisent et obtiennent rapidement la guérison du malade.

Le malade qui peut prendre de fortes doses *d'huile de foie de morue* et de *tannin* doit guérir rapidement, en quelques mois.

Le tannin tarit la sécrétion pulmonaire, il durcit les tissus, il décongestionne les poumons en faisant contracter les petits vaisseaux et les vaisseaux capillaires.

Le tannin assure l'antisepsie de l'appareil digestif, il neutralise les poisons qui peuvent se former. Il empêche la décomposition des matières albuminoïdes dans l'intestin, et s'oppose à un empoisonnement surajouté à l'empoisonnement tuberculeux.

ARTICLE 2. — HISTORIQUE

Qui est-ce qui a trouvé le tannin ?

Le tannin, comme médicament, est connu depuis environ un demi-siècle. Il a été surnommé le quinquina français. Il était connu depuis bien plus longtemps pour le tannage des peaux et des cuirs.

L'emploi, l'usage, l'introduction du tannin dans l'alimentation remontent à la plus haute antiquité.

Les Pélasges, nos ancêtres préhistoriques, se nourrissaient de glands. Ils avaient consacré le chêne à Zeus, Jupiter, fils de Saturne et père d'Hercule. Ce culte a persisté chez les Grecs.

Le gland, fruit du chêne, est particulièrement astringent et donne une alimentation très riche en tannin.

Les premiers habitants du sol français, les Pélasges ou issus de Pélasges, les Ibères, les Celtes, les Gaulois surajoutés se nourrissaient également des glands du chêne.

Variétés.

Le mot *tannin* résume et comprend tous les produits, tous les extraits de plantes qui contiennent du tannin.

Le quinquina est le produit qui a été employé depuis, le plus longtemps en médecine.

L'Écorce de quinquina contient du tannin. Le tannin est un des principes toniques de *la poudre de quinquina*, c'est un des principes les plus actifs, sans vouloir diminuer l'importance de la quinine et des autres alcaloïdes.

La poudre de quinquina est connue depuis quatre siècles. Ce sont les Indiens d'Amérique qui nous ont appris le quinquina.

Il est à remarquer que souvent des découvertes des plus importantes et des plus utiles pour l'humanité ont été faites par des populations primitives et peu cultivées.

Après la poudre de quinquina, d'autres préparations ont été utilisées : *l'extrait de quinquina, l'extrait de noyer, l'extrait de cachou, l'extrait de râtanhia, le tannin* ou *l'acide tannique, l'acide gallique.* Toutes ces préparations agissent par le tannin.

Tannin et acide tannique sont synonymes et désignent le même produit. Ce qui fait l'importance de la dénomination, c'est que le produit doit être *préparé à l'alcool : tannin à l'alcool, acide tannique à l'alcool.*

Je préfère le mot tannin à acide tannique.

Tannin est plus court, il indique un produit provenant des plantes, tandis que acide tannique s'appliquerait aussi à un produit de synthèse chimique.

Dans ces derniers temps, on écrivait tannin avec une seule *n*. Je préfère l'orthographe ancienne de tannin avec deux *n*.

Dans toutes mes publications sur la tuberculose, depuis 1893, j'ai maintenu cette orthographe qui était alors abandonnée, et que j'étais seul à continuer. Si cette orthographe de tannin (avec deux *n*) a prévalu, j'estime qu'elle est due aux efforts que j'ai fait pour propager le tannin. Elle est le témoin du résultat acquis.

Je prescris le tannin à l'alcool, chimiquement pur, sous le cachet de Merck. Merck est une maison allemande. Pour ce motif, on m'a demandé si j'étais Allemand, puis on a fait entendre que je devais avoir une commission.

Je suis Français.

Je n'accepte aucun bénéfice de personne. Je n'ai jamais été en relations avec la maison Merck.

Je n'ai d'autre souci que l'estomac des tuberculeux et le mien. Ayant expérimenté, par mon propre estomac, un grand nombre de tannins d'origine diverse, je me suis fixé à celui que je supportais le mieux ; de la sorte j'ai pu prendre, à titre d'expérience, 10 grammes de tannin à l'alcool, deux jours de suite, soit 20 grammes de tannin en quarante-huit heures.

ARTICLE 3. — VARIÉTÉS

Les différentes préparations à base de tannin sont les suivantes :

1º *Le tannin à l'alcool ;*
2º *L'extrait mou de quinquina ;*
3º *L'extrait de ratanhia ;*
4º *L'extrait de cachou ;*
5º *L'extrait de noyer.*

Il est encore d'autres préparations, mais moins usitées.

1º LE TANNIN A L'ALCOOL.

Dans ces derniers temps on ne connaissait que le tannin à l'éther (ou acide tannique à l'éther). Cette préparation a été cause que pendant de nombreuses années le tannin a été laissé complètement le côté dans le traitement de la tuberculose. Le tannin à l'éther détermine des vomissements, des maux d'estomac, et une intolérance rapide.

Le tannin à l'alcool est supporté par l'estomac. C'est le seul qui doive être prescrit, et le médecin doit s'assurer de la bonne qualité du tannin.

Le tannin doit être : 1º *chimiquement pur ;* 2º *préparé à l'alcool ;* 3º *en poudre.*

1º *Tannin chimiquement pur.*— Tout pharmacien qui se respecte donne des produits chimiquement purs. Les médicaments impurs ne sont pas tolérés et font mal au malade. Or, dans le commerce, on trouve différentes qualités de tannins plus ou moins impurs et qu'il faut éliminer.

2º *Tannin à l'alcool.*— Le tannin doit être du *tannin à l'alcool*, c'est-à-dire préparé à l'usine au moyen d'une dissolution dans l'alcool. Mais il ne doit pas y avoir d'alcool dans la préparation. Or certains préparateurs, n'ayant pas de tannin à l'alcool, prennent du tannin à l'éther, le dissolvent dans l'alcool, et le tour est joué. Mais cela est une fraude, une tromperie, une préparation mal faite volontairement, et nuisible à l'estomac du tuberculeux.

3° *Tannin en poudre*. — Le tannin doit être en poudre. Car si on l'a en solution, le malade ne peut contrôler le traitement. Or il ne faut croire que ce que l'on voit, la vie est en jeu. Il ne faut avoir confiance en personne qu'en soi, la vie est en jeu.

Il faut que le malade voie de ses propres yeux la quantité de tannin qu'il prend ; il ne pourra le voir qu'en usant du tannin en poudre. La vie est à ce prix.

Le tuberculeux sera trompé neuf fois sur dix s'il ne prend pas le tannin en poudre, dont il pourra contrôler la qualité et la provenance.

En effet, on trouve des réclames trompeuses dans ce genre: « Le vin tannique de X contient 1 gramme de tannin par cuillerée à soupe. » Or j'ai vérifié le fait, j'ai constaté que l'étiquette était trompeuse, fausse, menteuse et dictée seulement par l'intérêt commercial. J'estime que X est un malhonnête homme. Peu lui importe que le tuberculeux meure, pourvu qu'il gagne de l'argent en trompant ce tuberculeux.

Si l'on fait remarquer cette erreur à X, il ergotera et dira que le tannin employé est de l'écorce de chêne pulvérisée, et que la préparation a été filtrée. Il prouvera alors qu'il est un mauvais préparateur.

Pour un motif analogue, je ne prescris pas le tannin en cachet. On ne peut contrôler la dose de tannin. On ne peut contrôler la qualité du tannin. On ne peut contrôler l'origine du tannin.

La vie est en jeu. La guérison est à ce prix.

Toutes les préparations de tannin à l'alcool ne sont pas équivalentes. Certains tannins à l'alcool sont excellents, bien supportés par l'estomac. D'autres tannins à l'alcool sont moins bien supportés et donnent des coliques.

Certains médecins préfèrent formuler acide tannique, ou acide gallique. Termes synonymes et indiquant le même produit, le tannin.

L'important est que le produit, appelé tannin ou acide tannique ou acide gallique, soit préparé à *l'alcool*.

Le tannin est fourni par l'écorce du chêne et du châtaignier.

L'acide gallique est fourni par la noix de Galles.

2° EXTRAIT MOU DE QUINQUINA.

Le quinquina est le roi des médicaments.

Si son usage n'est pas plus répandu, c'est que les préparations mal faites ou volontairement falsifiées en rendent l'usage difficile, incertain, et même quelquefois dangereux.

De tous les produits à base de tannin, c'est l'extrait mou de quinquina qui est supérieur à tous les autres.

L'extrait mou de quinquina, quand il est bon et bien préparé, est un produit actif, salutaire, bienfaisant, qui donne la santé à ceux qui l'ont perdue.

Cependant il faut prendre une dose suffisante.

Il faut veiller encore à ce que ce produit ne soit pas fraudé ou falsifié.

Quand je demande de l'extrait de quinquina, on me donne une préparation renfermant neuf dixièmes du poison que l'on appelle *alcool*. On me vend cet alcool en me faisant croire que c'est de *l'extrait de quinquina*. L'étiquette en est la preuve. On me vend du poison à la place d'un médicament salutaire et réconfortant.

Je m'en suis aperçu, j'ai voulu réagir, mais j'ai constaté que c'était un mur infranchissable, une difficulté insurmontable. C'est pour cela que je préfère prescrire du tannin, car le contrôle est bien plus facile.

Le *quinquina* a une excellente réputation et il la mérite. Aussi, des commerçants adroits, rusés, et adorateurs du dieu Mercure, ont trouvé cette combinaison commerciale étonnante.

Ils achètent du vin ordinaire de 0 fr. 25 à 0 fr. 50 le litre. Ils y mettent une étiquette « vin de quinquina », et ils vendent ce vin de 5 à 10 francs le litre, parce qu'ils y ont ajouté pour trois ou quatre sous d'extrait mou de quinquina, quelquefois même un peu d'alcool.

Il n'est pas étonnant que le vin de quinquina ne soit pas
plus répandu, puisque de tous côtés se trouvent des produits portant l'étiquette de vin de quinquina, et contenant
du mauvais vin, de l'alcool, et une quantité illusoire de
quinquina.

Il est de connaissance courante que le vin de quinquina
fait mal à l'estomac, et cela est vrai, mais c'est le mauvais
vin qui fait mal, c'est encore l'alcool ajouté au vin qui fait
mal, mais ce n'est pas le quinquina.

J'ai pris 10 grammes d'extrait mou de quinquina par jour
et pendant plusieurs jours de suite, je n'ai jamais eu mal à
l'estomac pour cela.

L'extrait mou de quinquina doit être préparé *à l'alcool.*

On trouve dans le commerce des qualités très variables
d'extrait mou de quinquina.

Il existe un produit présenté sous le nom d'extrait mou de
quinquina, à 12 francs le kilogramme, mais il est de mauvaise
qualité et à rejeter; c'est une falsification. Ce sont les produits
inutiles du quinquina, dont on a retiré les produits salutaires.
La préparation du bon extrait mou de quinquina donne des
résidus sans valeur. Ce sont ces résidus que les marchands
sans conscience et sans honnêteté vendent 12 francs le kilogramme sous le nom d'extrait mou de quinquina.

L'extrait mou de quinquina gris vaut 25 francs le kilogramme. C'est le plus employé, le plus commun, celui qui
est vulgairement donné. Sa qualité ne me satisfait pas.

L'extrait mou que l'on doit donner au tuberculeux est
l'extrait mou de quinquina jaune préparé à l'eau et à l'alcool.
Il coûte 80 francs le kilogramme. Il est bien mieux toléré
et sa qualité en est plus louable. Il contient tous les alcaloïdes du quinquina, de l'acide quino-tannique préparé à
l'alcool.

La couleur jaune est le signe que l'extrait n'a pas été
brûlé au feu, ce qui parfois arrive pour l'extrait de quinquina gris par la présence de produits calcinés.

Il existe encore d'autres extraits de quinquina jaune ou
rouge d'un prix encore plus élevé, mais sans avantages bien
marqués.

Il faut formuler : *Extrait mou de quinquina jaune préparé à l'eau et à l'alcool.*

Il faut formuler extrait MOU de quinquina.

Car si l'on omet le qualificatif de MOU et si l'on demande *extrait de quinquina*, le marchand donne une partie d'extrait véritable quinquina et neuf parties de poison alcool, sans faire remarquer la tromperie, en la cachant au contraire sous une étiquette fallacieuse portant : *Extrait fluide de quinquina.*

Cette tromperie qui consiste à donner de l'alcool à la place d'extrait mou de quinquina, si l'on n'y faisait attention, serait cause d'un traitement illusoire du tuberculeux, et, par suite, serait cause de la mort du tuberculeux.

Elle est analogue à une duperie d'aliments.

En effet, avec la formule prendre 4 grammes d'extrait de quinquina après chaque repas, le tuberculeux qui croirait prendre 4 grammes d'extrait mou de quinquina, dose louable, ne prendrait que o gr. 40 d'extrait mou de quinquina, dose illusoire, et près de 4 grammes de poison alcool, soit un petit verre d'alcool ordinaire. Ce malade deviendrait alcoolique s'il ne l'était pas, et au lieu de prendre la dose salutaire, efficace et puissante, en même temps que bien tolérée, de 8 grammes d'extrait mou de quinquina, il ne prendrait qu'une préparation illusoire, insuffisante, cause de maux d'estomac, d'acidité, de perte de l'appétit, et amenant rapidement l'empoisonnement alcoolique et la terminaison fatale, la mort.

Il faut donner au tuberculeux *de l'extrait mou de quinquina préparé à l'eau, puis à l'alcool.*

L'alcool a servi, il est vrai, à la préparation de ce quinquina, mais il n'en reste plus de trace dans l'extrait mou, et dans la préparation que prend le malade.

L'extrait mou de quinquina doit être dissout et dilué à la faveur de la glycérine. C'est un très bon dissolvant et support.

On trouve dans le commerce de *l'extrait fluide de quinquina.* C'est de l'extrait mou de quinquina dissous dans de la glycérine. Il faut se tenir en garde contre la fraude et la différence de poids résultant de ce mélange. Cet extrait fluide de quinquina ne contient qu'un dixième de vrai extrait de quinquina et s'il est donné, comme poids, pour du vrai extrait mou de quinquina, la dose prise est complètement illusoire, elle laisse mourir le tuberculeux.

Le commerce a de ces subtilités de langage.

Mercure, le dieu du commerce, est aussi le dieu des menteurs et le dieu des voleurs.

3° Extrait de ratanhia.

Il existe deux sortes *d'extrait de ratanhia*: *l'extrait sec* et *l'extrait mou de ratanhia*.

L'extrait de ratanhia subit les mêmes vicissitudes que l'extrait de quinquina.

Il est rendu liquide par l'addition de corps tels que *l'alcool* et *la glycérine*. Les vendeurs l'appellent *extrait fluide*. Or cet extrait fluide contient seulement un dixième d'extrait de ratanhia et quand on prescrit *extrait de ratanhia* 4 grammes, le vendeur donne 4 grammes d'extrait fluide de ratanhia, et le malade prend réellement, exactement, o gr. 40 d'extrait de ratanhia. Résultat, il meurt au lieu de guérir.

L'extrait de ratanhia, l'extrait sec et l'extrait mou doivent être préparés au moyen de l'alcool. Il en est de même de toutes les préparations de tannin.

Mais il ne doit pas entrer d'alcool dans la préparation faite chez le pharmacien. Si la préparation de ratanhia contient de l'alcool, elle est mal préparée et dangereuse.

Cette préparation de ratanhia peut, au contraire, contenir de la glycérine.

4° Extrait de cachou.

Le cachou est un extrait astringent qui peut remplacer l'extrait de ratanhia. Il a l'avantage d'être d'un prix plus modéré. Il est très bien supporté par l'estomac.

Le cachou est un médicament bon marché ; on peut prescrire : cachou ou extrait de cachou.

5° L'EXTRAIT DE NOYER.

L'extrait de noyer est une bonne préparation astringente à base de tannin.

Elle a donné de bons résultats.

L'extrait de noyer se prescrit comme l'extrait de ratanhia et comme le cachou.

La tisane de feuilles de noyer (décoction) est d'un usage courant et ancien. Elle donne d'excellents résultats, elle agit par le tannin qu'elle contient.

ARTICLE 4. — PRESCRIPTION

Le médecin formule :

Tannin à l'alcool, en poudre, chimiquement pur, en flacon de 100 *grammes sous cachet de Merck.*

Prendre 0 *gr.* 50 *après chaque repas, midi et soir, dissous dans un verre d'eau.*

Cette quantité 0 gr. 50 *de tannin* sera mesurée par exemple avec une cuillère à moutarde en buis, ou plus simplement le malade prendra du tannin sur le bout arrondi du couteau de table, comme on prend du sel, et de façon que toute l'extrémité arrondie soit recouverte.

Le malade devra apprendre à quoi correspond à peu près *un demi-gramme* et 1 *gramme de tannin.* Le médecin le lui montrera et le malade prendra du tannin suivant son aptitude à le supporter.

Comme le tannin doit être un aliment quotidien, le malade doit savoir s'en servir et préparer lui-même la dose à prendre.

Un demi-gramme de tannin à l'alcool correspond au volume d'une petite noisette.

Un gramme de tannin à l'alcool correspond au volume d'une grosse noisette.

La dose de *un demi-gramme* de tannin après chaque repas est la meilleure dose du début.

En effet, le plus souvent elle est supportée et le malade bénéficie immédiatement d'un traitement actif.

Quelquefois cette dose de *un demi-gramme* de tannin est

un peu forte, le malade sent un poids sur l'estomac. Certains disent qu'ils ont un caillou sur l'estomac.

Dans ce cas, il faut d'abord supprimer le tannin pendant quelques jours, de deux à huit jours, puis on recommence à prendre le tannin, mais à dose plus faible, soit o gr. 25 ou *un quart de gramme* après chaque repas, midi et soir, dissous dans un verre d'eau.

Après tolérance établie, on augmente la dose de tannin.

La formule citée plus haut est complète, mais un peu longue. On la raccourcit le plus souvent en celle-ci :

Tannin à l'alcool, 100 grammes, sous cachet de Merck. Ou encore quelquefois : *Un tannin de Merck.*

SIROP IODOTANNIQUE

Le sirop iodotannique est une excellente préparation à base de tannin. Il est préparé avec de *l'extrait de ratanhia* toujours bien supporté.

Dans de nombreux cas où l'on ne peut donner du tannin à l'alcool ou de l'extrait mou de quinquina, on prescrit avantageusement *le sirop iodotannique*, une cuillerée à soupe après chaque repas. On peut doubler la dose.

Le sirop iodotannique est la formule qui doit servir pour les enfants.

Chez les enfants, *le sirop iodotannique* doit alterner avec l'huile de foie de morue et les phosphates.

Le sirop iodotannique doit contenir de o gr. 25 à o gr. 5o de principe actif, tannin ou ratanhia, par cuillerée à soupe ou par 15 grammes de sirop.

ARTICLE 5. — ENTRAINEMENT

Pour le tannin comme pour tout, il faut un entraînement. L'organisme s'habitue plus ou moins vite à supporter le tannin.

Et si dès les premiers jours le tannin n'est pas supporté, il ne faut pas en conclure qu'il est nuisible. Il faut en conclure qu'il a été mal pris et à trop forte dose, qu'il faut un entraînement et que l'estomac a besoin de s'y habituer.

1° Il faut toujours donner le tannin *après avoir mangé*, quand l'estomac est plein d'aliments. Le tannin se mélange aux aliments et se trouve ainsi très dilué, son action est lente.

Il en est de même pour toutes les préparations à base de tannin, extrait mou de quinquina, ratanhia, cachou, etc., qui doivent être prises *après le repas*.

2° Il est préférable de donner le tannin *en solution*, car, pris en cachet par exemple, le tannin peut se localiser sur un point de la muqueuse stomacale, et être cause d'irritabilité ou de douleur par un contact trop prolongé.

Tandis qu'*en solution*, le tannin se mélange aux aliments, ou passe en grande partie directement dans l'intestin duodénum sans s'arrêter dans l'estomac. La digestion n'en est pas troublée. L'intestin supporte mieux le contact du tannin et le mélange avec la totalité des aliments est plus complet.

Quelles difficultés faut-il surmonter pour prendre le tannin ?

1° *Le mauvais goût* du tannin ;
2° *La susceptibilité de l'estomac.*

1° Le mauvais gout du tannin.

Le mauvais goût du tannin est facile à surmonter. Le malade doit s'y habituer petit à petit.

Il doit réserver la boisson du repas pour la fin du repas. Il aura ainsi à boire un grand verre d'eau, et la solution de tannin étant assez étendue, sera très acceptable.

Si le malade ajoute un peu de vin à l'eau qui reçoit le tannin, il aura un verre de boisson un peu astringente, mais très buvable.

En tout cas, il pourra y ajouter *un peu de sucre* ou *du sirop* en quantité suffisante. Il arrivera ainsi à masquer le goût du tannin.

Le malade ne doit pas boire du bout des lèvres, comme s'il voulait goûter la solution de tannin. Mais il doit boire rapidement cette solution de tannin, en se disant que la vie est à ce prix.

2º LA SUSCEPTIBILITÉ DE L'ESTOMAC.

Il est des estomacs rebelles au tannin. Ou plutôt, il est des malades dont l'estomac, détraqué par la maladie, ne peut rien accepter, ni les aliments, ni, à plus forte raison, le tannin.

Chez ces malades il faut aller tout doucement, et commencer par des doses très petites, 25 centigrammes et même moins.

Pour habituer l'estomac au tannin, on peut donner des préparations qui, généralement, sont mieux supportées, par exemple la suivante :

> Glycérine . . . . 3oo grammes
> Extrait de ratanhia . . , ... 15   —
> Extrait de cachou 15   —

une cuillerée à soupe après chaque repas, soit 1 gramme d'extrait après chaque repas.

On peut ajouter soit de la cocaïne, soit de l'opium, pour calmer la susceptibilité stomacale :

> Glycérine . . . . 3oo grammes
> Extrait de ratanhia 15   —
> Extrait de cachou 15   —
> Cocaïne (chlorhydrate) . . . . .   o gr. 10 centig.
> Extrait d'opium . . . .   o gr. 10   —

une cuillerée à soupe après chaque repas.

Cette préparation est toujours bien tolérée. On peut cependant augmenter les doses de cocaïne et d'extrait d'opium.

On donne cette préparation pendant quelque temps, puis on supprime la cocaïne et l'opium quand on estime que le malade peut s'en passer.

Quand l'estomac s'est habitué aux astringents par l'usage de cette préparation au ratanhia et cachou, on donne le *tannin en poudre* et pris directement par le malade, préparé par lui *en solution* dans l'eau.

Cependant il est quelquefois nécessaire de prolonger l'usage de cette préparation ratanhia-cachou pendant plusieurs mois.

Il est certains malades qui ne peuvent pas supporter même la préparation de ratanhia et de cachou.

Pour ces malades à estomac susceptible, il faut donner le tannin associé, mélangé, combiné *à l'albumine de l'œuf*.

Voici la préparation :

On met dans un verre *trois ou quatre cuillerées d'eau*, soit 5o grammes.

On verse dans cette eau *une cuillerée à café bien pleine de tannin*, soit de 4 à 6 grammes de tannin.

On remue une minute pour faire dissoudre.

On casse *un œuf* et on verse le *jaune* d'œuf dans cette solution de tannin. On remue une minute.

On ajoute *le blanc de l'œuf*, et on remue pendant quelques instants. La préparation est terminée. On obtient ainsi un magma *de tannin et albumine*.

Au lieu d'ajouter l'œuf au tannin, on peut verser petit à petit la solution de tannin dans l'œuf. La préparation est mieux faite.

On peut ne se servir que du blanc de l'œuf, le jaune n'est pas indispensable, mais il lie mieux la préparation. Quand le tannin a été mélangé d'abord au jaune de l'œuf la préparation n'est pas grumeleuse.

Le tannin et l'albumine forment un magma, une combinaison chimique qui est du *tannin-albumine*, ou de l'*albumine tannée*, ou du *tannate d'albumine*.

On prend une *cuillerée à café* de ce magma de *tannin et albumine*, et on le délaie dans *un verre de lait chaud sucré*.

Le malade prendra cette préparation deux fois par jour, puis il augmentera cette dose suivant la tolérance stomacale. Il prendra cette préparation quatre fois ou six fois dans une journée, et à intervalles espacés.

Grâce à l'œuf le tannin est très bien supporté par l'estomac. Le malade peut prendre de grandes quantités de tannin sans en subir d'effets désagréables.

Le tuberculeux à estomac susceptible peut arriver à

prendre facilement chaque jour 2 à 4 grammes de tannin neutralisé par *l'albumine de l'œuf*.

Il est vrai que le *tannin-albumine* a moins d'action que le tannin pur. Mais cependant, ce *tannin-albumine* a une action curative certaine. Il habitue, de plus, le tube digestif à recevoir l'impression astringente du tannin.

Il ne faut pas faire cuire le tannin-albumine, car l'albumine tannée se coagule par la chaleur et donne un corps dur, insoluble, de consistance comparable à du caoutchouc.

Réduit en poudre, ce produit insoluble peut être employé, mais il est peu actif et peu recommandable.

Article 79. — TOLÉRANCE ET INTOLÉRANCE

Le tuberculeux doit prendre une dose de tannin tous les jours, soit *un demi-gramme* après chaque repas, soit *un gramme par jour*.

Certains malades supportent très bien cette dose pendant deux mois sans interruption.

Mais il arrive le plus souvent que des signes d'intolérance se manifestent au bout d'un temps variable.

Les signes d'intolérance commencent à se montrer quelquefois au bout d'un mois d'usage du tannin, d'autres fois au bout de quinze jours, ou encore seulement au bout de huit jours.

Aussi le malade doit-il être surveillé pour qu'au plus petit signe d'intolérance le tannin soit supprimé.

Le tannin sera supprimé pendant *deux jours*, ou *quatre jours*, ou *huit jours* suivant le malade.

Les premiers signes d'intolérance sont : la *lourdeur d'estomac*, *un poids sur l'estomac*, et, à un degré plus avancé, *de la douleur d'estomac*, *des maux d'estomac*, *des coliques abdominales*.

Quand le tannin est supprimé à temps, tout se passe bien.

Mais si le tannin est continué malgré les signes d'intolérance, il peut s'en suivre des désagréments, *de la gastrite* due au tannin, *des maux d'estomac et des coliques*.

La gastrite due au tannin est une manifestation qu'il faut éviter ; elle est très ennuyeuse. Quand elle se montre, on est obligé de supprimer le tannin et pour longtemps, quinze jours, un mois, quelquefois davantage. C'est autant de perdu pour le traitement.

Il vaut mieux prendre chaque jour une très faible dose de tannin qui est supportée, plutôt que prendre une trop forte dose qui fera mal.

Il faut prendre la dose utile et non la dose nuisible.

Quelquefois la prise du tannin après le repas détermine *des vomissements* et le tuberculeux rejette tout son repas, phénomène déplorable.

Ces vomissements peuvent survenir :

1° Parce qu'il existe un léger degré de gastrite datant depuis quelques jours ;

2° Parce que le tannin auquel l'organisme n'est pas habitué vient troubler la digestion ;

3° Parce que le mauvais goût du tannin provoque les vomissements par action réflexe.

1° LES VOMISSEMENTS SONT DUS A UN LÉGER DEGRÉ DE GASTRITE AU DÉBUT.

Dans ce cas, on n'a pas tenu compte des signes légers et prémonitoires de l'intolérance du tannin. Les règles de l'entraînement n'ont pas été observées. Il y a eu faute commise.

Dans ce cas, il faut instituer *le régime lacté*.

Il faut associer *le lait* à l'alimentation.

Il faut supprimer le tannin pendant une période variable, huit ou quinze jours, par exemple, et on ne reprendra le tannin qu'à petite dose, ou dissous dans le lait, ou neutralisé par l'albumine de l'œuf.

On pourra faire usage de la cocaïne et de l'opium.

2° LES VOMISSEMENTS SONT DUS A CE QUE LA DIGESTION EST TROUBLÉE.

Il arrive, en effet, que ces vomissements se produisent sans irritation gastrique précédente. Le tannin se mêlant au contenu stomacal, l'estomac est étonné, impressionné d'une façon inattendue, et il réagit.

Le tannin cependant n'arrête pas la digestion, en tant qu'agissant sur les ferments et sur le suc gastrique.

Mais le tannin diminue ou arrête la sécrétion des glandes.

En arrivant dans l'estomac, au contact des glandes de l'estomac en pleine activité, en pleine sécrétion, le tannin impressionne ces glandes et supprime leur sécrétion.

De ce fait le travail de la digestion est arrêté, renversé et le vomissement réflexe se produit.

Dans ce cas, il est bon de prendre le tannin *une heure* ou *deux heures après le repas*.

Il est bon également de prendre des doses plus petites.

L'estomac s'habituera de la sorte au contact du tannin.

Le tannin arrivant dans l'estomac alors que toute sécrétion des glandes est terminée ne pourra plus troubler la digestion.

2° LE VOMISSEMENT EST OCCASIONNÉ PAR LE MAUVAIS GOUT DU TANNIN OU DE LA SOLUTION DE TANNIN.

Le fait arrive assez souvent.

Certaines personnes sensibles ou délicates, des jeunes filles, certaines femmes, veulent prendre le tannin à haute dose. Elles boivent une solution forte, mauvaise au goût. Elles font bien l'effort pour l'avaler, mais le mauvais goût, l'arrière-goût astringent reste dans la bouche et provoque d'abord des grimaces et des nausées, puis le vomissement.

Ces personnes ne peuvent s'opposer à ces vomissements.

Dans ce cas, on peut donner des solutions très étendues, par exemple, 0,25 centigrammes, soit un quart de gramme de tannin dissous dans un grand verre d'eau, avec du sucre, de quatre à huit morceaux, ou avec un peu de vin, ce qui donne la sensation de vin sucré, ou avec *du sirop de groseille* ou *de framboise*. Ou bien on mélange la dose de tannin à de la pâte de coing ou de la pâte d'abricot ou de pomme, ou encore à de la confiture.

On arrive assez facilement à surmonter ce symptôme.

En résumé, le vomissement quel qu'il soit doit être combattu par les moyens suivants :

1° *Supprimer le tannin pendant quelques jours ;*

2° *Diminuer la dose de tannin en la reprenant ;*

3° *Prendre le tannin une heure après le repas ;*

4° *Faire passer le goût désagréable du tannin au moyen du sucre ;*

5° *Remplacer le tannin par la solution glycérinée de ratanhia-cachou, additionnée de cocaïne et d'opium ;*

6° *Régime lacté.*

Le lait est excellent pour prendre le tannin.

Dans *le lait*, le tannin trouve des albuminoïdes, et forme avec eux des composés fixes, analogues à l'albumine tannée.

Le tannin en excès se dissout dans le lait, et le tout, additionné de sucre, forme un breuvage très acceptable, et plus facile à prendre que la solution de tannin.

L'estomac supporte mieux cette préparation de tannin dans le lait.

Le lait est aussi l'aliment qui modifie le mieux la gastrite légère que le tannin aurait pu provoquer.

L'usage journalier du lait est une prescription que le tuberculeux doit observer autant qu'il est possible.

L'usage du *bicarbonate de soude* facilite la digestion du tannin.

La gastrite occasionnée par un usage maladroit du tannin peut être modifiée avantageusement par le bicarbonate de soude.

Souvent le bicarbonate de soude suffit pour faire disparaître les petits symptômes prémonitoires de l'intolérance gastrique.

Dose, une cuillérée à café (4 grammes) de bicarbonate de soude après chaque repas.

Le tuberculeux ne doit prendre du bicarbonate de soude que lorsqu'il en a besoin. Il doit le cesser dès qu'il n'y a plus de motif pour le prendre.

Quand on dirige le traitement au tannin, il faut prendre le plus grand soin de l'estomac du tuberculeux L'estomac est la place forte. L'estomac est la place de résistance. Le tuberculeux guérit avec son estomac. Il guérit parce qu'il mange ; s'il ne mange pas, il meurt. Il faut donc veiller à ne pas endommager la place forte par une médication maladroite et intempestive.

Il faut d'abord respecter l'alimentation, conserver l'intégrité de l'estomac. Il faut donner le tannin seulement quand il sera bien reçu et quand il ne produira aucun désagrément.

Interruptions dans l'usage du tannin.

Le tannin est bien supporté pendant plusieurs jours de suite. Cependant il faut savoir mettre une interruption dans l'usage du tannin.

Il est bon et prudent de se reposer un ou deux jours par semaine, de ne pas prendre de tannin pendant un ou deux jours de la semaine, par exemple : le dimanche, ou le samedi et le dimanche. Cette interruption fait que l'estomac s'habitue mieux à supporter le tannin.

On peut même, à certaines périodes, interrompre le tannin pendant huit jours, par exemple une fois par mois. Cette interruption est nécessaire quand on a des craintes pour la susceptibilité de l'estomac.

Enfin, à certains moments il faut savoir interrompre le tannin pour un temps assez long, et le supprimer un mois sur deux. De la sorte le malade prendra du tannin pendant un mois sur deux.

La dose utile est souvent très petite, c'est celle qui fait du bien, c'est celle qui ne fait pas de mal.

Pour vouloir trop bien faire il ne faut pas dépasser le but. Il ne faut pas donner de trop fortes doses, sous prétexte que les doses élevées agissent plus vite.

Il ne faut donner que la *dose tolérée.*

Il ne faut donner que la dose utile

Ces interruptions dans l'usage du tannin font partie de l'entraînement, de l'éducation de l'estomac à digérer le tannin.

La première année, le tuberculeux pourra supporter 1 gramme de tannin par jour.

La deuxième année il supportera 2 grammes de tannin.

La troisième année il supportera 3 grammes de tannin par jour.

A cette dose de 3 grammes par jour s'arrête la tolérance de l'estomac pour le tannin, dans la majorité des cas.

Cependant il est des malades qui supportent de plus fortes doses.

J'ai pu prendre 6 grammes de tannin par jour pendant un mois.

A un autre moment, dans un but d'expérience, j'ai pris 10 grammes de tannin deux jours de suite, soit 20 grammes de tannin en quarante-huit heures.

Il faut aussi tenir compte de l'alimentation carnée qui favorise beaucoup la tolérance du tannin.

Le tuberculeux qui mange beaucoup de viande accepte facilement le tannin parce que ce tannin forme rapidement dans le tube digestif des composés d'albuminoïdes tannés, bien mieux supportés et inertes pour la muqueuse digestive. Tandis qu'avec une alimentation végétale et les féculents, les sucres et les corps gras, il n'y a pas d'albuminoïde s'associant facilement au tannin comme ceux de la viande. Avec l'alimentation par les végétaux et les féculents, le tannin est supporté à dose moins forte par le même sujet.

Au début du traitement le tannin provoque assez souvent un peu de constipation, il faut veiller à ce symptôme et lutter contre lui par de légers laxatifs, sulfate de soude ou sulfate de magnésie, ou eaux purgatives, ou tout autre laxatif agréable au malade.

ARTICLE 7. — EFFETS DU TANNIN

1° *Le tannin* tanne la peau et la rend imputrescible, dure, résistante, inattaquable par les germes de putréfaction. Il transforme la peau en cuir.

Le tannin tanne de même les tissus humains au contact desquels il se trouve. Mais cet effet a lieu en proportion de la dose employée. Et quoique pris à petite dose, le tannin donne un résultat appréciable. Il rend les tissus de l'organisme plus durs, moins mous, plus résistants aux attaques des microbes.

2° *Le tannin* est absorbé et par son contact fait contracter les petits vaisseaux et les vaisseaux capillaires. De ce fait, il décongestionne les lésions pulmonaires.

3° *Le tannin* resserre les tissus, il durcit les tissus qui sont tous composés plus ou moins d'albuminoïdes, fibres élastiques, fibres conjonctives, surfaces épithéliales et cellules de toutes sortes. C'est ce que l'on exprime en disant que le tannin est tonique.

4° *Le tannin*, en décongestionnant les tissus, et en particulier la muqueuse de l'estomac et de l'intestin, guérit la gastrite chronique.

Avec l'huile de foie de morue, le tannin est le meilleur moyen pour guérir la dyspepsie et les dyspepsies de toutes natures.

5° *Le tannin* assure l'antisepsie de l'intestin, c'est le meilleur antiseptique de l'intestin. Et ceci a sa grande importance chez le tuberculeux. En effet, le tuberculeux est obligé de manger beaucoup de viande, et il est toujours sous la menace d'un empoisonnement occasionné par la viande non digérée et putréfiée dans l'intestin.

Un petit morceau de viande que les sucs de la digestion n'ont pu digérer et transformer peut être cause d'empoisonnement. Car cheminant dans l'intestin, il se putréfie, il donne lieu à des ptomaïnes, à des poisons divers qui occasionnent l'empoisonnement aigu avec tous ses symptômes graves et parfois mortels chez le tuberculeux.

Le tannin est la sauvegarde qui préserve le tuberculeux de l'empoisonnement par la viande alimentaire. Les embarras gastriques sont assez fréquents chez les tuberculeux, car ils mettent en pratique les principes de la suralimentation et ils mangent autant qu'ils peuvent manger.

6° *Le tannin* rend l'homme robuste contre les germes de maladie. L'homme qui prend du tannin a une santé puissante, robuste, vigoureuse. Le tuberculeux qui prend du tannin est à l'abri des rechutes.

7° *Le tannin* supprime l'expectoration.

Par exemple, un malade crache 250 grammes en vingt-quatre heures. Si ce malade prend du tannin à bonne dose, soit 2 grammes par jour, il verra son expectoration supprimée et réduite à un ou deux coquetiers par jour, et cela rapidement, c'est-à-dire dans l'espace de deux ou trois mois.

8° Parmi d'autres avantages nombreux, le tannin a encore celui-ci :

Le tannin empêche le tuberculeux de mourir.

CONCLUSION

Il ne faut pas oublier que ce travail fait partie d'un tout, d'un ensemble qui a pour but *la guérison de la tuberculose.*

Il ne faut pas oublier que l'HYGIÈNE passe avant tout.

Sans hygiène pas de guérison assurée.

Sans hygiène, il est inutile d'instituer un traitement.

L'hygiène passe avant l'huile de foie de morue et le tannin.

L'hygiène du tuberculeux comprend :

1° *La cure d'air* ;

2° *La cure de repos* ;

3° *La cure d'alimentation.*

La thérapeutique, les médications, l'huile de foie de morue et le tannin sont des moyens accessoires qui doivent venir après l'hygiène.

Il serait puéril d'affirmer que l'hygiène seule doit constituer la thérapeutique du tuberculeux, et de vouloir supprimer tout médicament.

Les médecins qui disent : *pas de médicaments aux tuberculeux* sont les premiers à leur en donner quand il est nécessaire.

Ce qu'il faut savoir, c'est que *l'hygiène du tuberculeux* étant bien assurée, cette *hygiène* doit être complétée par l'usage *du tannin et de l'huile de foie de morue.* C'est une loi.

Alors le tuberculeux guérit rapidement.

Alors la guérison du tuberculeux est consolidée, raffermie, inébranlable, par cet usage *de l'huile de foie de morue* et *du tannin* mis au service de *l'hygiène.*

TABLE DES MATIÈRES

Comment prendre l'huile de foie de morue et le tannin.

5-9-06. — Tours, Imp. E. ARRAULT et Cⁱᵉ.

OUVRAGES DU DOCTEUR COSTE DE LAGRAVE

Le docteur Coste de Lagrave, persuadé que l'éducation du tuberculeux est le meilleur procédé pour combattre l'épidémie tuberculeuse, a fait paraître dans ce but une série de publications, dont le titre seul indique le sujet traité.

Les médecins, eux aussi, retireront le plus grand bénéfice de cette lecture.

Guérison de la tuberculose, *seconde édition* . . . . 6 fr. »
La Journée du tuberculeux, 1903 . . . . 1 fr. »
Le Thermomètre en tuberculose, 1903 . . . . . . 1 fr. »
Exercices de respiration, 1903 . . . . 1 fr. »
Premiers Préceptes aux tuberculeux, 1903. . . . 1 fr. »
Le Sanatorium-école, 1904. . . . . 1 fr. »
Pourquoi les tuberculeux. meurent-ils à la ville,
   à la campagne, au sanatorium, 1904. . . . . . 1 fr. »
La Cure de repos pour le tuberculeux, 1905 . . . 2 fr. »
Les Raies de feu (*Communications au Congrès de la Tuberculose de Paris*, octobre 1905). . . . . 0 fr. 50
Comment prendre l'huile de foie de morue et le
   tannin, 1906. . . . . 1 fr. 50
Hygiène alimentaire du tuberculeux, 1907 . . . 7 fr. 50
Le Vade-mecum du tuberculeux, 1907. . . . . . 3 fr. 50
La Question sociale de la Tuberculose, 1907 . . . 2 fr. 50

Pour paraître prochainement :

La Cure d'air pour le tuberculeux.
La Cure de froid pour le tuberculeux.

Chez MALOINE, Éditeur
25-27, rue de l'École-de-Médecine, Paris

5-9-06.— Tours, Imp. E, Arrault et Cⁱᵉ.

www.ingramcontent.com/pod-product-compliance
Ingram Content Group UK Ltd.
Pitfield, Milton Keynes, MK11 3LW, UK
UKHW020941120726
13693UKWH00004B/1472